傷はそこにある

交差する逆境・横断するケア

大嶋栄子

日本評論社

米本秀仁先生に

［プロローグ］

Homeをつくる——女性たちが安全でいられる場所

「それいゆ」と名づけた女性たちの新しい居場所を、二〇〇二年九月に札幌市白石区で始めた。当時はまだ法人格もなく、立ち上げ準備委員会の事務所は、私の自宅住所だった。施設運営の財源として、精神障害者小規模作業所とグループホームに対する助成金を札幌市に申請したが、認可には一定期間の運営実績が必要なこともあり、初めの一年は寄付金やスタートアップ助成を頼りに、たった二名のスタッフの給与を出すのも精一杯という、本当に小さな団体だった。

私は大学で社会福祉学を学び、卒業後は精神科病院でソーシャルワーカーとして働いていたが、数年ほどして貯蓄ができたら辞めて、大学院に進学しようと考えていた。というのも、大学生の時に米国で受けたソーシャルワークの授業がとても充実していて、奨学金が終わるのを機に日本へ戻り卒業して就職したものの、インターンシップを通じてもっと学びたいという気持ちが高まっていたからだ。

そんなほんの「腰掛け気分」で入ってみた精神科病院というフィールドだったが、入職して三年目となる一九九〇年に大きな転機が訪れた。依存症専門病棟を担当するよう命じられたのだ。アディクション問題との出会いである。

正直なところ、依存症がなぜ精神科病院で治療の対象となるのか、当時の私はまったくピンとこなかった。その頃、依存症治療の中心はアルコール依存で、患者のほとんどが中高年男性だった。依存症病棟では一期治療としてアルコールで傷んだ身体の管理、二期治療では疾患教育と集団療法、そして自助グループへの橋渡しを行っていた。しかし、こうした専門治療を終えて退院した人の七割が断酒を継続できないという現実があり、私は、彼らには「やる気」がないのだと思っていた。そもそも彼らはアルコール依存症と診断されることに反発し、治療関係をつくるのも一苦労だ。自分の無知を棚に上げ、私は〝おじさん〟たちを見ながら「好きで酒を飲んで依存症になったのに、まだ懲りないの」というくらいの気持ちでいた。ただ、依存症専門病棟（外来も含め）には精神科医を頂点としたヒエラルキーがなく、すべてのスタッフがそれぞれの専門性を活かしてチームで患者にかかわる点は、それまで体験したものとまったく違っていた。

依存症を知るため、私はアルコール依存症者の自助グループに足を運ぶことにした。退院して地域で暮らしながら酒をやめている人たちの話を聞くことから始めるしかないと考えたのだ。そこで初めて、彼らが飲む背景にどのような暮らしや人生があったかを聞いた。また依存症から解放されるには単に酒をやめればよいのではなく、酒を必要とする考え方や生き方を変えていく必要があることを教わった。そして回復の道筋は十二の段階として示されているのだという。少し、

〝おじさん〟たちへの眼差しが変化した。

依存症病棟には、数は少ないものの女性がいた。多くは中年の既婚女性だが、中には摂食障害とアルコール依存の併存、また処方薬とアルコールなど依存対象が複数ある若年女性もみられた。なぜ彼女たちはアルコールをはじめいろいろなものを乱用し依存することになったのだろう。治療プログラムの合間を見つけては病室へ行き、彼女たちの話を聞かせてもらうことにした。

初めは当たり障りない話だったと思うが、時が経つにつれて彼女たちは壮絶な暴力被害について語り始めた。幼少期の虐待だけでなく、学校や職場、そしてパートナーからの性被害等々。ちょうどこの時期は阪神・淡路大震災、地下鉄サリン事件など日本社会を大きく揺るがす出来事が続くのだが、ジュディス・ハーマンの『心的外傷と回復』(1)が訳出された頃でもあった。また依存症者のいる家庭を典型とする、機能不全家族で成長した「アダルトチルドレン」に関する書籍の出版も重なり、彼女たちの語りを読み解く枠組みを次々と与えられたように感じた私は、一気に依存症の支援に引き寄せられることになった。

この疾患に対するスティグマは、どこまでも個人的な事柄として捉えられ非難されることに始まり、当事者本人にもそれが内面化されることで完成する。しかし依存症当事者、とくに女性の話を聞くようになってから、彼女たちにとってアルコールや薬物の乱用、そして食行動への耽溺が心身の痛みを緩和するものとして、いわば〝自己治療的〟に選択されていることを知った。さらに、女性依存症者の治療や援助に中高年男性の治療モデルをそのまま援用することで、不可視化され取りこぼされるものがあるのではないかと感じるようになった。

女性が暴力を受けるような環境にある時、まずはその場から離れることが奨励される。けれど彼女たちの話を聞くと問題は単純でなく、「暴力を受ける自分に問題があるのだ」と思わされる関係性が暮らしの中に張りめぐらされている。だから暴力被害について誰かに話すのは私たちが想像するほど簡単ではないのだ。また話したとしても、経済的な理由などによりその場から離れることが難しい場合、暴力を暴力として認識すること自体が非常につらい。実際のところ、彼女たちが治療を終えて安全に暮らせる場所が社会にはほとんど見当たらなかった。結果として、彼女たちもまたその多くが入退院を繰り返し、ある人は亡くなり、ある人は男性関係に逃避し行方知れずとなった。しかもそれらは彼女たち個人の問題として片づけられてしまう。

しかしそれは、本当に彼女たち個人の問題だといえるのだろうか。

「腰掛け気分」で働き出した私は、依存症という疾患が個人の課題というよりジェンダーをはじめ多くの社会的事象と結びついていることを知った。そのことに気づいてから十年以上が経過した頃、医療機関で自分ができることはやり尽くしたように感じ、地域に自分のフィールドを移し、女性が依存症を発症する機序や男性とは異なる回復過程、そして必要な援助について学びながらそれを研究としてまとめようと、大学院へ進学することにした。ただこの時、自分が新しい場を立ち上げることは想定していなかった。

病院を辞めてすぐ、お世話になった精神科医から「自分がかかわる依存症者の回復支援施設で女性のサポートを始めることになったが、手伝ってみないか」と誘われ、引き受けた。これまでは精神科病院から男性患者をその施設へつなげる仕事をしていたが、今度は逆に地域で引き受ける側を体験することになった。その精神科医のかかわる法人では、女性利用者が生活するグループホームと通所する施設の二ヵ所を、男性のそれとは別に新設したいということで、その準備と通所施設で行うプログラムの考案やスタッフの採用などを手伝い、認可申請も行った。施設運営の滑り出しは順調で、札幌市内だけでなく、近隣からも少しずつ利用者が集まるようになった。

しかし二年ほど経過し、ある問題に直面した。女性はアルコールに限らず多様な依存対象をもつが、処遇方針をめぐって、男性スタッフとの間で考えの相違が表面化したのだ。私が持ち込んだ、ジェンダーのもたらす格差や不平等に目を向けるプログラム、食事に対する考え方などは、従来の男性中心モデルとは異なる。新しいアプローチはそれまでのものと相違点が多く、利用者には受け入れられたが、男性スタッフは不安を感じていた。彼らの主張は「依存症に性差などない、ミーティングを中心とし自助グループに通わせるのが自分たちの役割だ」という点に集約される。女性に特化したプログラムは不要という彼らの考えと折り合いをつけるのは難しそうに思えた。

ちょうどその頃、私は女性依存症者についての研究を修士論文として提出し、そこで得られた知見を彼女たちの支援に活かそうと考えていたので、まず彼女たちに事情を説明し、プログラムの存続について尋ねることにした。すると女性だけの場所ができたことの意味は、私が考えていた以上に大きかったことが見えてきた。男性からの評価を気にして発言を控えなくていい、その場で期待されるジェンダー役割をとらずにありのままの自分でいられるなど、確実に居場所の意味があると感じた。

一通りみんなに話してもらった後で短い沈黙があった。やがて一人の利用者が口を開いた。

「新しくまた女性たちの場所を始めたらいいんじゃない」

思わぬ言葉に驚きながらも、私も含めその場にいた全員が「それがいいね」とうなずきあった。まだ具体的なことは何一つ決まっていなかったのに、何だか新しいことが始められそうだと思った。施設にはさっそく退職を伝え、それから急いで仕事仲間たちに声をかけたところ、「一緒にやろう」と言ってくれた。立ち上げ準備委員会ができ、グループホームになる一軒家を見つけ、昼間の居場所も決まった。そして、新しくまた女性たちの場所をつくろうと言ってくれた彼女たちとともに、「それいゆ」は始まった。

「それいゆ」はフランス語で太陽の意味。女性たちの中にある快復の種がゆっくりと芽吹くのに必要なお日様のような存在でありたいという願いをこめて名づけた。そして支援の対象を依存症に限定せず、「さまざまな被害体験を背景に、精神的不調や障害を抱える女性」とした。日本で初めて、トラウマを抱える女性の生活を包括的に、かつ長いスパンで支える場所として「それいゆ」はスタートした。ソーシャルワーカーが機関を離れ地域で開業すること自体も、当時はまだ珍しいことだったように思う。

二〇〇四年にNPO法人リカバリーとして認証され、二十年が経過した。

現在は十名のスタッフを抱え、障害者総合支援法に基づく事業を中心にしながら大小さまざまな助成金事業を手掛けてきた。支援の対象に変化はないが、被害体験がもたらす精神的不調や障害の表れ方は社会の状況を反映し刻々と変化する。その意味で私たちの仕事は、ソーシャルワークを基軸としつつさまざまな領域を横断し、同時にソーシャルワークという枠組みをも越境することがある。トラウマを抱え、困難さの掛け合わせで複雑な状況にある人たちに使える制度がない、機関の限界だからという理由で、引き受けるのを諦めかけることは多い。だがいろいろな人と知恵を出し合い、制度の枠を越え互いの仕事を横断的に編みなおそうとする時、転機が訪れるように思う。

私はトラウマを抱える人たちと付き合う時、いつも“Home”を頭に思い描く。“Home”とは、屋根があって住める場、以上のものを指す。自分のベースとなる場所、自分がいつでも立ち返ることのできる場所。人はそれを心に思い描ける時、どのような困難にあっても生きていけるように思える。

本書はリカバリーでのフィールドワークを通して考え、学び、発見したことを論考としてまとめたものだ。雑誌『こころの科学』での連載に加筆修正を施したものが中心だが、ほかの媒体に発表した論考も収録し、さらに書き下ろしを加えた。

本書は以下のような三部構成としている。

「I　交差する逆境――愛着・トラウマ・アディクション」では、重複した逆境によって織りなされる女性が抱える困難の全体像を援助者がつかむ難しさにふれると同時に、背後にある社会課題に目を向けていく重要性に関して、六つの論考でその詳細を述べている。

「II　横断するケア――ジェンダーと居場所のポリティクス」では、対人援助の仕事において必須とされるジェンダー感覚をめぐる五つの論考を収録した。残念ながら現在、私の専門であるソーシャルワーク養成過程でジェンダーが十分に学べる状況にはないが、一方で人種や階級、あるいは年齢といったそれ以外の属性によって掛け合わされる困難さに着目する、インターセクショナリティの概念に依って立つ反抑圧的ソーシャルワークが日本でも紹介されている。またケアに関して、その多くが女性に期待されること、ケアは愛を仲立ちとすると捉えられることで逆作用（支配への転用）が起こり得ることなど、その両義性についてもふれている。

続く［counterpoint］は、〈越境〉と〈横断〉をキーワードに、既存のソーシャルワーク援助から大きくはみ出すことを提唱する短いエッセイである。私たちが出会う個人的な問題の多くが社会的な事柄であることは認識されつつある一方で、多くの社会制度とその機能は分断されたまま架橋されることなく、解決に困難を抱える現実がある。ソーシャルワークが社会正義の実現を目指す時、どのように問題の複合性を問い、その解決に向けた制度側の変容を迫ることができるのか。私も含めソーシャルワークを実践するすべての人への呼びかけとして読んでいただけたらと思う。

そして「Ⅲ　塀の中と外はつながるのか――女子刑務所プロジェクト」では、二〇一九年から五年間に及ぶ「女子依存症回復支援モデル」の事業受託からプログラムの目的や取り組み、そして対象者が出所した後の伴走支援によって見えてきた現実を六つの論考にまとめている。ここでは矯正施設で始まった新しい取り組みがもたらした変化と同時に、その限界にもふれている。塀の中と外をつなげるためには多くの制度的な障壁と出会ったが、まさにここでも〈越境〉や〈横断〉のためのソーシャルワークが試された。

熊谷晋一郎さんとの対談「ケアの倫理と公共圏の問い」は、私が編集委員を務めた雑誌『臨床心理学』の特集に掲載されたものだが、本書のタイトル『傷はそこにある』と密接に関連しており、まだ語られていないトラウマについて取り上げたものであることから、巻末に再録した。

それぞれの論考は初出より時間が経過していることもあり、必ずしも時系列になっていない点があることをお断りしておく。できる限り読みやすくなるよう整えたが、それぞれに完結している論考もあるので、気になったところからお読みいただければと思う。

本書は私にとって二冊目の単著となる。ソーシャルワークの面白さ、ソーシャルワークが対象とする困難を抱える人が生きていくことの過酷さ、しかし同時に、人とその環境とが相互に織りなす作用により、それでも生きていくことの尊さを感じてもらえたら嬉しい。

なお本書に登場する事例は、できる限り本人に目を通してもらい、公表の許可を得た。許可を得るのが難しい場合は、個人を特定できないよう改変している。

文献

（1）ジュディス・L・ハーマン（中井久夫訳）『心的外傷と回復』みすず書房、一九九六年（増補新版：中井久夫、阿部大樹訳、二〇二三年）。現在まで長く読み継がれトラウマの全体像をつかむうえで代表的な著作である。また一九九四年の転落事故以来、引退の状況にあったハーマンが最近上梓した『真実と修復―暴力被害者にとっての謝罪・補償・再発防止策』（阿部大樹訳、みすず書房、二〇二四年）も注目に値する。

傷はそこにある　＊　目次

【II　横断するケア――ジェンダーと居場所のポリティクス】

I

交差する逆境

――愛着・トラウマ・アディクション

第1章　安全基地をつくる

二〇〇二年九月、当初は任意団体として北海道札幌市に発足したリカバリーは、二〇〇四年一月にNPOとして認証されて以来、さまざまな被害体験を生き延びながら、アディクション（物質・行動・対人関係への依存によるコントロール喪失）をはじめとする精神的な課題や生活の困難さを抱える女性たちを支援する活動を続けてきた。

開設して二二年が経過し、リカバリーへたどりつく人たちの様相もずいぶん変化したが、変わらないのは、彼女たちの多くが、生きてくる中で愛着をめぐる大切な何かを受け取り損ねてきたという事実だ。幼少期からの暴力、とりわけ自分の存在を「ないもののように」無視され、成長の節目で寿がれる体験をもたないという、周囲からの静かな〝関心の放棄〟。あるいは性暴力という、人間が存在するその根幹を支える他者への信頼を根こそぎ奪い取られるような体験など、逆境の中を生き延びてきた人が多い。

私はソーシャルワーカーとして精神科病院でキャリアをスタートし、アディクション問題と出会うことによってこうした愛着をめぐる課題に気づかされ、その後研究や実践を続ける中で、彼女たちが引き起こす目の前のさまざまな（多くは周囲を困惑させる）出来事と、愛着との関連の深さを理解するようになった。とくにグループホームという暮らしの場における実践で、利用者と寝食を共にする時に空気を通して伝わるもの、あるいは些細な暮らしの断片、また彼女たちが語り始める言葉に耳を傾けるうち、齋藤[1]が提唱した「親密圏」という概念を使うことで、そうした事象をうまく説明できるように感じた。[2][3]

アメリカで長くアディクションに関する集団療法に携わってきた臨床心理学者のフローレスは、私たち人間は単独でみずからの感情を制御し続けることが難しく、情動を制御してくれる他者との愛着関係を確立していく中でそれを行っていくのだという。しかし、そうした親密な関係をもち得なかった場合には、その耐え難い空虚感や不快感といった脅威から自分を守るように（それを埋めるかのように）、さまざまな対象にのめり込む、つまりアディクションを必要とするようになると説明する。彼はそれを「愛着障害としてのアディクション」と表現した。[4]

また「自己治療としてのアディクション」というカンツィアンの自己治療仮説[5]は、それまで私がアディクト（依存症者）と付き合う際に、自然と彼らに迫っていた「使い続ける＝死」か「やめ続ける＝回復」という選択を放棄させた。いずれにせよ彼らには酔いが必要だったのだとしたら、その酔いを奪うことだけでは援助にならない。むしろ彼らを酔いへと追い込んでしまう環境の側にこそ私たちは専門家として介入し、その変容のための技術を使うべきなのだ。そしてフローレスの概念は「愛着と治療同盟」というかたちで、クライエントとつながる援助者の力を喚起する。

本章では、リカバリーの中で起こったいくつかの出来事を通して、愛着と脱愛着をめぐる小さなよき体験、同時に苦い喪失に関して述べてみたい。

再使用と愛着

グループホームに入所中のNから夜中にかかってくる電話は、たいていの場合笑うしかない(でも笑えない)アルコール再使用の報告だ。飲食した代金が支払えないので預けてあるお金を持ってきてほしいと飲み屋街からかけてくる、泥酔状態で自転車を漕いでいたら堤防から転げ落ちて動けないなど、状況を静観するかどうかの判断が難しい。飲み屋の時はNが投稿したSNSの書き込みをたまたま見かけ、酒の肴や焼酎など呑気な写真ばかりで「大丈夫だな」と判断する。堤防から自転車ごと転落の時は、三十分後にもう一度かけてきたら救急車を呼んで現場へ行こうと身支度をした。Nがグループホームを利用したのは一年ほど。彼女はさまざまな合法/違法の薬物、そして男性関係のアディクトだ。使用の背景には衝動性と切迫感が目立った。長く通院したクリニックの医師からADHD(注意欠如・多動症)の傾向を指摘されたが、本人は当時、その特性を受け入れることはしなかった。

アディクションの社会復帰施設（グループホーム）に入所するということは、アルコールにせよ違法薬物にせよ、断酒や断薬が前提となる。なぜならそこは「飲まない、使わない」場所だと認識されているからだ。ところがNが入所した頃から、リカバリーでは入所が断酒・断薬のスタートとは必ずしも捉えず、やめるかどうかは別として彼女たちが困っていることや抱える課題の整理・解決が重要だと考え、そちらを援助の中心に置くようになった。Nも何度となく再飲酒したが、その後すべての物質使用が止まった。(6) なぜあれほどの衝動性が収束していったのかを尋ねた時、Nは「年齢的に以前ほど動けなくなった」と笑って答えたのだが、私は果たしてそれだけだろうかと感じていた。

愛着という視点からNの再使用について改めて考えてみると、彼女が薬物の再使用で、忙しく男性と携帯でやりとりしていた姿が思い出される。そうかと思うとグループホームでは、中庭にあった家庭菜園の手入れを朝早くから淡々とこなす姿がみられた。独自の世界観をもつNが描く魅力的な絵画や美しさへのこだわりは、原家族の中で培われたものだと思う。NはADHDの特性か、傍目には自由な人に見えるが（思った通りに行動し、思っていることがそのまま言葉に出る）、十代の後半までは周到に計画された母親の秩序の中で生きてきた。進学のために家を離れ、その後若くして結婚し子どもを育てながら、Nはアルコールなしで自分の中にある空虚感を埋められなくなっていたという。「何者でもない私」に苦しむ自分と、周囲から見える何不自由のない暮らしとのギャップは、周囲には理解できないものだった。

何度か別の社会復帰施設に入所したが、アルコールに加えそれ以外の薬物使用も止まらなかった。その後にリカバリーへやってくるが、先述のように何もかも止まらず混乱は深まるばかりに見えた。彼女にとってシラフであることとは、どのような世界を生きることとなのだろう。ただ、どんなにはめを外したように思える行動をしても、ギリギリの一線で踏みとどまる何かがある(したがって、付き合うこちらも、とことん嫌な気持ちにはならない)。何が起こっているのだろう。いつも一人を怖れているようで誰も近づけないと感じさせるNのバリア(障壁)のことを、観察しながら考えていた。グループホームでは夜中に鼻歌混じりで酔っ払って帰る日もあるが、アルコールやクスリを使いながら、どこか苦しそうに見える。

安全基地をつくりなおす

しばらくすると自助グループで一人の男性メンバーと親しくなった。相手はかつてひどい薬物依存の状態にあったが、クリーン(気分を変える一切の物質を使用していない状態)を続けている人だ。当初はまたNの男性依存が始まったかと思ったのだが予想は外れ、現在もパートナーとしての関係は継続している。

アディクトたちの世界で、男女間の親密な関係は「十三ステップ」と呼ばれる。二人の閉じられた関係に没頭すると回復のプログラムから外れていき、やがて双方に再使用が始まることから、先ゆく仲間たちは十三ステップを警戒するよう新しく自助グループを訪れた人に伝える。しかしNの相手はすでにクリーンを長く続けていたこともあり、Nのさまざまな挑発を淡々とかわして自分のペースを崩さなかった。一方、男性には多くの生活課題（食事、睡眠、対人関係）があり、二人でお互いに足りないものを補い合いながらその解決にあたっていくうち、自然とNの再使用が止まっていた。その後Nはグループホームを退去してアパートを借り、男性がNの部屋で過ごすようになった（男性には自分の家があり、それぞれのスペースは維持している）。

ある年のバレンタインデーのことだ。彼が近所のスーパーでチョコレートを買ったと知った時、Nは激怒した。Nの家では親密な人への贈り物について、時間をかけ吟味する習慣がある。彼の行動はNからすると自分への愛情表現がその程度かと落胆させるもので、そんなことは許せないと怒るのだ。しかしながら、私にはわかるような気がした。中年男性が一人でチョコレート専門店に行き、渡す相手の好みもわからずに買い物をすることは難しいに違いない。ましてや昨今は自分のためにチョコレートを買う女性たちで売り場はごった返す。私はその時、ひとしきりNの嘆きを聞き慰めながら、そのように彼の行動を弁護した。

私は愛着を、安全基地のような、そのままの自分でいながら相互に受入れ合う関係性と捉えている。Nは自助グループやリカバリーにおける親密圏、そして現在のパートナーとの関係で初めてそれを手にしたのではないかと思う。なぜならフローレスが指摘するように、彼らとの相互性がNの羞恥心を減らし、愛着を形成するために必要不可欠な触媒となっていたからだ。(7)

数年前に、Nはがんで母親を亡くした。積極的治療を受けず自然に逝くことを望んだ母親の傍で、Nは仕事を休み数ヵ月間を母親と共に過ごした。亡くなる間際まで、母親はすべてにおいて采配を振る人として健在でありながら、同時に緩和ケアのため投与される薬剤の影響で、妄想や幻覚のような状態もあったとNは教えてくれた。母親と過ごした数ヵ月は、徹底的に母親の敷いたレールを歩かなければいけなかった十代、物質乱用から依存へと進行して結婚生活が破綻し、精神科病院に入退院を繰り返した二十代、社会復帰施設に入所するが再使用が繰り返された三十代、そして物質使用が止まり自分の発達特性と付き合いながら生きている四十代までを振り返る時間となった。

Nは母親の傍で淡々と話し相手となり、食事の支度をして共に過ごせた時間がよかったという。おそらくアルコールやクスリを使わないクリーンでいる時間を通して築いてきた愛着の感覚がなければ、薬物を使い続けたことへの大きな罪悪感や自責感、そこへと追い込んだ母親への怒りなどで、みずからの情動を制御することができなかっただろう。母親を看取った後、Nの不調はしばらく続くと思われ、不調はそのままに仕事へ復帰するよう勧めた。ただ、その後Nから母親の看取りをしている中で、鎮痛剤を過剰摂取したと報告があった。自助グループでありのままに事実を話し、幸いNはその日からまた、クリーンな日々を始めた。母親の傍で過ごした数ヵ月は、Nが初めて母親と相互性をもって受け入れ合う関係を結ぶ時間となった。それまでずっと母親の望むようにしか生きることが叶わなかったNがようやく母親との間に愛着といえるものを形成したのではないかと、私には思えた。

愛着と脱愛着のはざまで

リカバリーには全国から対応の難しい事例が集まる。Yはその中でも多くの援助者のもとを渡り歩いてきた人だが、亡くなって五年が経つ。本人の了解を得ることが叶わないため、ここでは個人の特性をすべて省き、愛着と脱愛着という観点から私たちに突きつけられた問いについて述べる。

愛着が相互性を伴うことについては先述した通りだが、リカバリーでは利用者たちに、その場に「ただ居ること」を大切にするよう伝えている。人から深く傷つけられた体験をもつ場合、新しい場に参入することは大きな緊張をはらむ。また人とのちょうどよい距離などは本人にわからないことが多いので、できる限り淡々としたペースで関係を持続するのが〝安全〟だということになる。そして周囲は新しくたどりついた人にむやみに話しかけないという暗黙のルールを守っている。新しくつながった利用者から質問されたら親切に応答し、それ以上のことはスタッフに尋ねるように促してもらう。自発的な自己紹介も、無理して明るくおしゃべりすることも必要ない。

したがって新しく来た人は、自然と一人ポツンとただ居ることになるが、そのような佇まいでいられる人はリカバリーに馴染みやすい。Yもそのようにして、その場に居続けアディクションを手放していった一人だ。時間をかけ多くの仲間たちに愛され、受け入れられていったのだが、社会の中に居場所をつくり、そこへ移行する時期に大きな問題は顕在化した。

Yは薬物使用から遠ざかり、卒業を目標に高校へ入学した。周囲もそれを応援し、いつでも相談に応じるなどして支えた。愛着を形成しながら同時に脱愛着も経験することになったのだが、私は少しそのペースが早すぎるのではないかと引っかかっていた。

Yは過去に使っていた違法薬物のこと、出身地などの一切を伏せて暮らすことにした。唯一、自助グループにおけるミーティングの時間だけ、彼女はありのままでいられるのだが、社会における〝普通の人たち〟との間でつくられつつあった親密さは、Yにとって自己開示を許すまでに至らなかった。「自分と同じような傷つきやすさ」をもち、「自分のほうが下の立場にいると感じさせられなくてすむ」人たちとの間で交わされてきた愛着の相互性というバランスが、社会の中で少しずつ崩れていったのではなかったかと思う。それが危機であったことを、迂闊にも私はYが亡くなった後で痛感することになる。

Yが自死した後で、弔問したいという男性がスーツ姿でやってきた。何度もYにLINEや電話をしたが連絡がとれず、彼女のアパートの管理会社を通じて事の次第を知ったらしい。親しくしていた自助グループの仲間に聞くと、Yは「普通の人と付き合い始めた」と話していたという。アディクションは、多くの女性たちにとって〝生き延びるため〟に使われる。それを手放した後に残る多くの痛みを和らげるには、多くの時間を「どうしようもなく病気や障害の重い人たちの間に居ることで」しのいでいくほうが安全だ。しかしその場にとどめようとすることは、本人が社会の中で再び生きようとする流れを止めることでもある。本人が望むようにとYを送り出しながら、結果としてYを喪ってしまうという体験が私たちにもたらしたのは、そのような愛着と脱愛着のはざまにある問いだった。

Yが残した私宛のメモに、「疲れた」と「ごめんなさい」という言葉がある。今なら間違いなく、送り出すことを先延ばしにして、Yに新たにできたつながりと、リカバリーの両方に彼女をとどめていただろう。そしてたとえYがブツブツ不満をもらしても気に留めず、〝普通の人たちの中にいる大変さ〟にまつわる愚痴を聞いていただろう。男性と付き合う時には、すべてをさらけ出しても引かない相手なのかどうかを確かめてみるように促し、ドン引きされたら「それ見たことか」と笑い飛ばして一緒に泣いただろう。「ごめんなさい」は、私から彼女に言う言葉なのだ。

愛をもらい損ねるとは、ことほど左様に人を生きづらくさせていく。しかし人はいつからでも、どのような状況にあっても、人との間で（できれば複数の人たちがよい）安全基地をつくりなおしていくことができる。それはどちらか一方から与えられるものではなく、相互に行き来し、時に絡まり、時につまずいて身動きがとれなくなりつつも時間と空間を共有する中で、ようやく「そのままでいい」という感覚が育まれていく。無駄なように思える出来事がとても重要で、繰り返されるもの（たとえば食事、暮らしにおける雑事）によって時間軸が支えられる。私は日々リカバリーでのフィールドワークを通して、彼女たちからそれを教えられている。

文献

（1）齋藤純一「親密圏と安全性の政治」齋藤純一編『親密圏のポリティクス』ナカニシヤ出版、二〇〇三年、二一一―二三六頁
（2）大嶋栄子「分有される傷と体験―ソーシャルワーク的アプローチ―」信田さよ子編『実践アディクションアプローチ』金剛出版、二〇一九年、一一九―一三一頁
（3）大嶋栄子「生き延びるためのアディクション―ただ〝やめる〟だけで終わらない支援」松本俊彦編『アディクション・スタディーズ―薬物依存症を捉えなおす13章』日本評論社、二〇二〇年、六六―九〇頁
（4）フィリップ・J・フローレス（小林桜児、板橋登子、西村康平訳）『愛着障害としてのアディクション』日本評論社、二〇一九年、二五頁
（5）エドワード・J・カンツィアン、マーク・J・アルバニーズ（松本俊彦訳）『人はなぜ依存症になるのか―自己治療としてのアディクション』星和書店、二〇一三年
（6）大嶋栄子「多動をめぐる当事者研究」『現代思想』四六巻（二〇一八年一一月号）、二〇一八年、四一―四八頁
（7）フローレス前掲書、二九一頁

第2章　逆境を生きる

暴力とアディクション

私は大学を卒業後、ソーシャルワーカーとして精神科病院で働き始めた。最初の三年ほど開放病棟を、その後、依存症専門病棟を担当したが、入院する女性患者の中に、親密な関係にある相手から暴力を受けている人がいることを知った。気分障害やアルコール依存症など彼女たちの抱える問題は多彩だが、病状が安定して地域に送り出しても、また病院に戻ってきてしまう人たちが少なくなかった。私にはそれが不思議に思えた。再入院の際に退院後の生活について話を聞くと、彼女たちの何人かがゆっくりと袖をたくし上げ、あるいは肩を露わにして見せてくれたのはたくさんのアザだった。変色しているものと、ごく最近のものがあった。

私は混乱した。彼女たちの精神疾患とアザがどう結びつくのかわからなかったのだ。私は大学で社会福祉学を学び、「社会的入院」が問題とされてきた統合失調症患者の社会復帰を促進できればと精神医療の世界に飛び込んだが、最初に担当した気分障害の女性は何度も入退院を繰り返していた。何度目かの入院で彼女が私に初めて見せてくれたアザは、長男から受けた暴力によってできたものだという。主治医には話していない秘密。さらに頭が混乱した。それは彼女の精神状態に大きな影響を与えていると駆け出しの私でもわかるのに、なぜ彼女は秘密にしておくのだろう。

「夫はなんと言っているのですか」

頭でっかちのソーシャルワーカーだった私は尋ねた。すると、夫は真面目でよく働くが、「家の中のことはおまえに頼む」という人で、社会的ひきこもりの状態にある長男のことは相談できなかったという。彼女は、入院中は穏やかに過ごせるが、家に帰ると長男とどう向き合えばいいかわからないまま時間だけが過ぎていく。そしてちょっとした小言を引き金に、長男からの激しい暴力を受けて心がもたなくなり、再入院に至るという繰り返しだった。治療（援助）の対象とは誰（何）なのか。見せられたアザと彼女を前に、無力感に打ちのめされたことを思い出す。

その後、アルコール・薬物依存症の専門病棟を担当するようになって、さらに多くの暴力被害体験を耳にすることになった。身体的暴力だけではなく、傷跡の残らない言葉での支配、侮蔑といった心理的暴力、望まない性行為や避妊しないなどの性暴力、生活費を極端に制限する、勝手に本人名義で借金するという経済的暴力など、自分がどこで仕事をしているのかわからなくなるほどだった。
当時のアルコール・薬物依存症専門治療では、①断酒（断薬）を前提とした疾患教育、②物質に依存を深めていく過程を振り返り再発を予防するための集団療法、③傷んだ身体を整える運動療法の三つが主に実施されていた。私は②を中心にかかわるほか、家族のグループを担当した。圧倒的多数であった中高年男性と一緒に治療を受けていた女性たちの多くは妻であり母であったが、明るく振る舞う姿からは想像もつかないほど激しく度重なる暴力の中をサバイブする（生き延びる）ためにアルコールや薬物に依存していた。しだいに私は自分の役割がわからなくなっていく感覚を抱くようになった。もし斎藤が喝破したように「彼女たちが飲むには理由がある[1]」なら、それが彼女たちの生き延びるすべなのだとすれば、それを止めることがもたらすものは何なのか。

精神科ソーシャルワーカーになって十年が過ぎた頃、私はその問いに対する答えともいえる現象に直面していた。依存の対象が物質から行為へ、さらに関係へと移行すること、飲んで（使って）はいないが日常生活も営めないほどの深い抑うつに陥る様子、そして自死も含めた治療からのドロップアウトだ。こうした出来事に繰り返し出会う中で、私の感覚的な認識は確信に近いものに変わった。

「シラフになってからのほうが、生きていることがつらくなる」

安心できる場の不足

治療とは何か。冒頭にふれた、駆け出しの頃に担当した女性の抑うつ状態の背後に隠されていた暴力の爪痕、依存症専門病棟で出会った女性たちが生き延びるために必要とした〝酔い〟は、どれも彼女たちが変化するだけではどうにもならないものではないのか。むしろ「環境」と呼ばれる、彼女たちを取り巻くものこそ変化させていく必要はないのか。それはたとえば、暴力と対極にある、彼女たちがほっと一息つきながら身体も心も休ませることができる、いつでも立ち寄ることができる場所ではないだろうか。

当時私は精神科病院で働く傍ら、フェミニストカウンセリングという手法を日本に持ち込んだ河野貴代美の研修を受け、仲間たちと共にカウンセリングルームを運営していた。そこでは多くのドメスティック・バイオレンス（ＤＶ）事例を担当したが、裁判に提出する資料を作成しながら、加害者が細部にわたり女性や子どもを支配していくプロセスを学んだ。しかしそれより心が痛んだのは、彼女たちはＤＶから逃れるしか安全に生きる方法がないという現実だ。カウンセリングでは自分の心情を話せて受け止められたとしても、この時間が終わればまた彼女たちは現実に戻らなくてはいけないと思うと、話を聞くことで終われないという気持ちが積もっていくように感じた。

精神科病院とカウンセリンググルームでの体験、そして社会復帰施設を経て新たな場の立ち上げに至る中で、一貫して「何が起こっているのか」と惹きつけられてきた現象とは、さまざまな逆境体験と被害体験が彼女たちにもたらしたトラウマと、それを生き延びるために必要であったろうアディクションをはじめとするさまざまな症状だ。これまで彼女たち個人の問題とされてきたが、背景には構造的なジェンダー差別があり、それなのに安心できる場とそれを支える人は圧倒的に不足している。

それから二十年以上が過ぎたが、相変わらず一つの現象が読み解けてもすぐ後に、何が起こっているのだろうと迷路に入り込んだような気持ちになる。それが私のフィールドなのだ。

愛着形成をどう支えるか

自分には価値がないと怯え、いつも誰かに愛されることを求めながら、繰り返し交際相手から暴力を受けてきたAは、その痛みを薬物を乱用することで紛らわせながら生き延びてきた。それまで何度もリカバリーに助けを求めやってきたが、生活が落ち着くとすぐに新しい男性との関係へ気持ちが移り、そのたびに援助関係は中断された。

そのAが妊娠し、出産間近という時期になって再び「どうにもならない」とSOSの連絡が入った。前章で、愛着が形成されるためには、そのままの自分で受け入れられる場と、そこでの相互性が必要になることにふれたが、その意味で多くの困難を抱えるAが、生まれる子との間で果たして関係をつくれるのか。待ったなしで始まったAと新生児をまるごとグループホームで引き受けた援助の経過を振り返ってみたい。

グループホームの電話が鳴ったのはまもなく出産予定日という頃だ。Aからの近況報告かなとのんびり電話を取ったところ、Aは男性と喧嘩のうえアパートを飛び出してしまい、行き場を求めているという。グループホームは疾患や障害による生活の困難さを抱える人に対し、援助者が食事や服薬、金銭の管理などを通して具体的に暮らしを支える場所だが、赤ちゃんと一緒に入所することは想定していない。そのような場合は母子生活支援施設が利用されるが、Aには薬物依存症と発達障害があるので、相談機関から入所は難しいと伝えられたという。Aは自分一人でなんとか子どもを育てていこうと考えていたが、どうにもならないと泣いていた。私たちが危惧していたことが現実になってしまった。彼女はこれまで何度もグループホームを利用し、自分自身の課題より別のことに目が移っては途中で退去してしまっていた。そのため違法薬物の使用はなんとか止まっていても、生活を見直すまでには至らなかった。

私たちの援助範囲を超えているのは明らかだったが、それでもAを引き受けることにした。Aには重複障害があり、これまでさまざまな施設を渡り歩いてきたことを思うと、彼女と生まれてくる子どもを引き受けられる場所はすぐには見つからないと考えたからだ。それから慌ただしく受け入れの手続きを行い、出産の三週間ほど前に入所となった。肌着もつけない彼女のTシャツのすそから大きなお腹が露わになるのを見て、まずは腹帯を買いに走った。Aとつながりのあった保健師から連絡があり、出産後にグループホームでどのような支援が可能か、生活保護課、子ども家庭支援課にも声をかけ話し合った。最も懸念されるのはスタッフが不在の時間で、Aが慌てずに赤ちゃんの世話をできるかどうかということだった。

Aは自分の障害を少しずつ受け止め、周囲の援助がなければ子育ては難しいと認識していた。妊娠後期には頭の中であれこれ考えることが止まらない、あるいはまとまらないので行動に時間がかかることが悩みで、メモしてタスクをこなそうとするが時間ばかりが過ぎてしまうと嘆く。治療薬を中断していた影響もあったが、一つずつ具体的に説明し、簡潔な言葉で手順を一緒に確認した。そして赤ちゃんを迎える準備を進めていった。

出産はとても順調だった。入院するとグループホームのように自由に動き回れないからと、陣痛の間隔がかなり短くなるまで自分の部屋で過ごすことを望んだ。出産後、新型コロナウイルス感染予防のためAとの面会は認められず、毎日彼女から送られるメッセージや電話で様子を確認した。現在は初産でも入院は四泊五日と短く、環境の変化や周囲への適応に人一倍時間がかかる彼女にとって、入院生活は想像以上に大変だったという。精神的な不安定さが出ていたが、なんとかもちこたえている様子だ。そして、いよいよ今日が退院というその日、赤ちゃんは児童相談所の判断で一時保護されることになってしまった。

愛着形成を奪われるということ

児童相談所の判断は、母親に精神疾患や障害があることから派生する困難さを理由に、子どもの安全を最優先するためにとられた措置だ。しかし同時に、母親が乳幼児との間に心理的な結びつきを形成する最初の重要な時期を、一方的に剝奪された事例でもある。さらにいえば、近年の児童虐待による子どもの死亡（同時に母親へのDVも発生する）事件がきっかけとなり、児童相談所への批判が集中していることもあって、介入を急いだものと推測される。

まもなく出産という時期にもかかわらず、私たちがAを再び受け入れることにしたのは、彼女が一人でこの状況を乗り切っていけないと判断したことが大きい。産婦人科や地域の保健師、児童相談所などが実施する新生児とその母親に向けた支援にはたくさんの書類提出と手続きが伴うが、行政用語を解説しながら手続きの流れをわかりやすく明示するなど、障害特性に応じた援助が必要になる。また精神科への通院同行や服薬管理だけでなく、本人の生活状況を主治医に伝達する役割も重要だ。加えて初めての赤ちゃんを前に、その生存のすべてが自分にかかっているという緊張感や不安で、Aがパニックに陥りやすくなることも想像できた。先述したように、できれば母と子が共に暮らしながら援助を受けられるのが望ましいのだが、矯正施設の利用や非合法薬物使用者というイメージは、施設側の「援助すべき母親像」からは大きく外れているのだろう。

おそらく今回の決定は、新生児病棟におけるたった数日間に起こった出来事が児童相談所に情報提供され、判断材料になっていると考えられた。退院までに開かれるはずであったケア会議すらもたれないまま、その日突然に一時保護が宣告されたことで、Aは児童相談所を「子育てに関して相談するところ」ではなく、「赤ちゃんのお世話ができない母親というレッテルを自分に貼るところ」と認識した。一人で退院することになってしまったAを迎えにいくと、赤ちゃんに着せるはずだったベビー服とおくるみを抱えて泣きはらしていた。帰りの車の中で「自分で育てていくと思っていたから、頑張った。今まで自分は悪いこと（薬物使用のこと）もしたけど、今回の入院中は何も悪いことはしていない。一人で育てるのは難しいが、諦めてはいない。子どもを取り上げたあの人たちを絶対許さない」と話した。

重複障害があるからこそ、そして子育てにおける困難さが予見できるからこそ、Aが練習を重ねながら赤ちゃんを自分の生活に招き入れ、愛着形成に重要とされる最初の時期をどう過ごせるかが重要だと考えていた。関係機関でどう彼女を支えるのか話し合うことが必要だった。

赤ちゃんが戻ってきた時に、彼女が落ち着いて赤ちゃんと向き合うことを支えるのは、私たちだけではない。長く連携してきた地域の子育てNPOの力を借りるように調整していた矢先のことでもあった。Aも私たちも、今回の出来事を忘れることはないだろう。児童相談所は子どもの安全を優先する介入と同じくらいの慎重さ、丁寧さ、その理由の確かさをもって、子どもの養育者と向き合う必要がある。そうでないと、絶望した養育者はみずからの判断で援助の手を振りほどいて逃げていく。その先にあるのが何かは、すでに多くの事例が示しているはずだ。

逆境を生きる

「逆境」を辞書で引くと、「物事がうまくゆかず、苦労の多い身の上」また「不遇な境遇」とある。その定義からも、逆境は本人の内側ではなく、外側にあるということをまず確認しておこう。

アメリカで一九九〇年代から行われてきた公衆衛生調査研究ともいうべきACE（Adverse Childhood Experiences：逆境的小児期体験）研究は、さまざまな子ども時代の逆境と、成人後の身体疾患および精神疾患の発症との間に強い相関関係があることを示した。逆境には①心理的虐待、②身体的虐待、③性的虐待、④心理的ネグレクト、⑤身体的ネグレクト、⑥親の離婚や別居による別離、⑦母親に対する暴力の目撃、⑧家族のアルコール・薬物乱用、⑨家族の精神疾患や自殺、⑩家族の収監の十項目がある。[2] 質問項目に「はい」と回答した数がその個人のACEスコアとなる。

研究では成人の六四％が子ども時代にいずれか一つの逆境を経験し、四十％は二つ以上を経験しているとされる。またACE研究を牽引したフェリッティとアンダによれば、調査対象となった患者は中産階級の白人層で、当初スコアはさほど高くないと見込んでいたが、予想を超えて高得点であり、患者が直面したACE項目の数が多いほどその後の診療回数が多く、また説明のつかない身体症状がみられたという。さらにフェリッティは小児期の逆境体験について、それらは時間の経過によって自然に癒えるわけではなく、自己免疫疾患、心臓病、炎症性腸疾患、片頭痛、持続性抑うつ障害など心身に影響を及ぼし、生涯にわたる健康悪化の原因になると指摘した。(3)

ただ、逆境体験があったとしても、本人が気づきを得て変化に取り組み、周囲がそれを助けることによって以後の生活を変えることは可能だ。サンフランシスコで小児科医院を開業し、多くのACEハイスコアである子どもとその家族への治療にあたってきたナディン・バーク・ハリスは、有害なストレスの影響に対抗するための治療として次の六項目を重視すると述べる。それは①睡眠、②メンタルヘルス、③健全な関係性、④運動、⑤栄養、⑥マインドフルネスである。(4)

リカバリーが運営する四つの施設では、開設当初から〝食べる〟ことを援助の柱に据えてきた。当時はまだACE研究のことなど知らなかったが、栄養がメンタルヘルスの安定をもたらし、身体の軸を支えてくれるという実践感覚があった。同時に〝食べる〟とは、作り手がその人の体調を気遣いながら手渡すことのできるケアと考えていた。ファストフードにない滋味には、空腹をただちに満たすといった即効性はない。しかし何年もかけてそれは身体の記憶として刻まれることを、私たちは多くの事例を通して知っている。

また⑥のマインドフルネスの代わりに私たちが提供しているプログラムは、一九七六年にトーマス・ハンナによって始められたSomatics（ソマティクス）と呼ばれる身体へのアプローチである。これはゆるやかな動作を通じて筋肉の収縮をリセットし、そのことによって自身の身体への気づきを深め、しなやかな身体の動きを取り戻していくメソッドとして知られる(5)。

自分たちが長い時間をかけて見出し、そして続けてきた援助の多くが、遠く離れたアメリカで科学的根拠をもって実践されていることを知り、励まされる思いがした。ハリスの提案した治療プログラムは、当たり前の日常を送る人たちにとっては平凡なものと思われるかもしれない。精神科医の宮地はハリスのプログラムを、「結局は基本的なことがレジリエンスを育むことがよくわかる。だが同時に、その基本的なことがなされない、または困難である状況が多いということを改めて思う」と述べる(6)。

逆境を生きるとは、ほの暗いだらだら坂を上り下りする感じに似ている。下り坂では一瞬だけ先が見えたように思うが、すぐまた荒涼とした上り坂しか見えなくなる。いつか忽然と別れ道が現れて、明るい方向へ歩き出せないだろうか。そんなことを夢想しつつ歩き通すしかないが、途中で同行者との出会いや別れもある。その道のりをわずかに照らしてくれるのは、先を歩く人たちの知恵や道具、安心して休める場所、投げ出しそうになる気持ちを鎮めるものたちだ。苦しい道のりだが歩くうち、自分が歩いている道が以前よりもずっと平坦になっているのに気づくことがある。そうなると不思議なもので、身体も気持ちも少しずつ軽くなっていく。

食べること、自分の身体をケアすることは、人間として生まれ落ちた時からできるわけでなく、誰かに何度もそれらを担ってもらう体験を通してなんとか身についていく。しかし、そうした愛着の形成期に必要な支えを得られなかった場合にはどうなのだろう。彼らがそれでも自分の道を歩き続けるしかないとしたら、私たちはその道に小さな灯りを掲げることの意味を、見失ってはならないはずだ。

文献

（1）斎藤学「嗜癖とジェンダー」『アディクションと家族』二〇巻、二〇〇三年、三九—五二頁
（2）ドナ・ジャクソン・ナカザワ（清水由貴子訳）『小児期トラウマがもたらす病—ACEの実態と対策』パンローリング、二〇一八年、八—一八頁
（3）前掲書、三五—三七頁
（4）ナディン・バーク・ハリス（片桐恵理子訳）『小児期トラウマと闘うツール—進化・浸透するACE対策』パンローリング、二〇一九年、一六七頁
（5）トーマス・ハンナ（平澤昌子訳）『ソマティクス—痛みや不調を取り除き、しなやかな動きを取り戻す方法』晶文社、二〇二三年
（6）宮地尚子「マルトリートメントとレジリエンス」『精神科治療学』三六巻、二〇二一年、七三—七八頁

第3章　傷はそこにある——意味づけられない経験と声

救急車に乗って

先日、数年ぶりにグループホームで救急車を要請することがあり、私も同乗した。入居者が処方されている薬物を過剰摂取したのだ。本人が申告した薬袋を確認する間もなく、容態が刻々と変化する。幻聴が聞こえると当直室に駆け込んできてからわずか二十分足らずの間に身体をくねらせたかと思うとあたりを転げ回る。その勢いで瞼を切って一気に血が吹き出し、慌てて止血する。

薬物の過剰摂取という私の言葉に対し、救急隊だけでなく警察官も到着。深夜一時を回っており、パトカーと救急車が集まる事態が近隣の目にどう映るかの心配が頭をよぎる。かかりつけ病院はベッド満床。精神科救急情報センターでは、まずかかりつけ病院で診察後、入院が必要であれば精神科当番病院に対応を要請するという。救急隊にその旨を伝えると、裂傷の手当てを優先することとし、怪我対応の当番病院へ受け入れ確認をしたうえで搬送してくれた。

こう言葉にしてしまうと、その三十分はいつもの当直の夜と同じように感じられる。

しかし現実はというと、本人は途中で痙攣発作を起こし、徐々に意識が遠のきつつも何かに怯え、押さえつけようとした警察官を蹴りつけるなどグループホームのリビングで大暴れする状態のため、大人が五人がかりで救急車に乗せるまでが至難の業だ。私は本人に声かけしながら、持参する処方薬の情報、本人の携帯電話などを忘れないようにリュックに放り込み、救急隊と警察官の質問に交互に答える。救急隊はバイタルチェックなどを進めながら、本人を手際よく担架に乗せる。そして、あまりの音に何ごとかと起きてきたほかの入居者に簡単に状況を知らせてから、私たちはグループホームを後にした。

幸い運ばれたのは、グループホームからそう遠くない総合病院のＥＲ（救急外来）だった。帰りはタクシーになるかもしれないので、どれくらいのお金が必要かも出発前に計算しておいた。本人の状況（保険、家族関係、緊急連絡先等）を病院当直の事務職員に伝えると、ＥＲ専用の家族待合へと案内された。ほどなくして担当医より本人の容態確認と、処置の方法について事前の説明があった。

待合室にいる間、その夜当直に入ってからの本人の様子を思い返す。渡した処方薬はいつもと同じ分量で、申告のように過量服薬したとすれば、あらかじめ溜めておいた、あるいは新たに市販薬を購入するなどして追加したことが考えられる。ただ、こちらが金銭の流れをかなり細かく把握していることから、後者は考えづらい。だとすればさほどの服薬量とは思えないが、あれだけの反応がみられたのは本人の障害特性と関連するのだろうか……など、昼間の様子と合わせて考えてみる。そして一息ついて思い出し、深夜ではあるが家族へ状況を知らせるためLINEを送る。日付がすでに変わっており、今日は家族がお休みの曜日だったと気づく。もう眠っているのか、返信はない。

少し待っていると、再び担当医が顔を出す。麻酔を使って裂傷の縫合処置は無事に終わったこと、何度も転倒したという情報があったので念のため頭部CT、そして搬入の際に検温で熱が出ていたためPCR検査も実施したことなどが説明された。検査結果が出るまでもう少し待機するが、命にかかわるようなことはなく精神的にも落ち着いているとのことで、グループホームで様子を見ることができるなら、かかりつけの精神科受診はかえって負担ではないかと意見をもらう。

検査結果にも異常はないことがわかると、本人を連れてタクシーで帰宅した。まだ処方薬も麻酔も切れていない状態だったが、どうしてまとめて飲んだのか尋ねると「眠りたかった」とだけ言った。部屋までついていき薬袋を確認すると、飲んだのは話していたよりもずっと少ない量だった。私は飲み残しの処方薬を回収し、眠たそうな本人に横になるよう促した。朝まで預かることにした携帯電話からは、数分おきにSNSの告知音が鳴る。眠らない人たちのつぶやきは休むことを知らない。

残された入居者たちがリビングに集まっていた形跡がある。椅子を所定の場所に戻し、日誌に記録を打ち込み終わると夜が明けてきた。

当番病院のERに着いて、怪我の処置をしてくれた医師がまず私にかけた言葉は「大変でしたね」だった。それに対し、かかりつけ病院も精神科救急情報センターも、本人の状況を把握したうえで、「できないこと」から話を始めた。その後は自分たちの限界とルール設定を繰り返すのみだった。私は精神科病院で十年以上働いたことがあり、彼らの言う「できないこと」は理解できる。また、本人の容態をある程度見極めることもできる。しかしこれが、過量服薬に初めて遭遇した家族だったら、どんなふうに感じるだろうか。連絡した先で「できないこと」から説明される現実と、目の前の本人がどうなっていくのかわからずに不安の只中に放置される恐怖を思い、二〇一六年に訪れたオーストラリアのメルボルンで、薬物依存症者の家族によって立ち上げられた「薬物依存ホットライン」のことを思い出した。二四時間の電話相談に応じるスタッフの多くは、研修を終えた依存症家族だ。過量服薬で死亡する人（その多くが若年層）の急増を背景に、州政府と国の助成を受けて始まった事業だが、相談者のほとんどは家族とのことだった。事業の説明をしてくれた代表の男性は、父親と兄を依存症で失い、自身も依存症からの回復途上なのだと話した。彼らなら電話をした人に、まずはなんと言葉をかけるだろう。

ねじれた援助希求とトラウマ

多くの逆境を生き延びてきた女性依存症者たちは、さまざまなかたちで、ねじれた援助希求を表出する。第9章で改めてふれるが、ケアを望みながらも同時に怖れているアンビバレントな感情や、ケアがコントロールに感じられて緊張し（提案されたことには従わないといけないという思考が自動的に発動する）身体が反応することなど、共に働く（当事者性をもつ）ピアスタッフたちから教えてもらったことを頼りに、現在も難しい場面を次々と経験しながら格闘中だ。

女性依存症者にとって、薬物使用中にはほとんど省みられることのなかった身体そのものへのケアはとくに重要になる。しかし「ケア」という言葉には、身体への直接的な接触だけでなく、生活に必要な財政的支援（たとえば申請によって受給できる手当）や、衣食住といった暮らしに直接かかわるサービスの利用、それに伴う手続きなども含まれる。そして彼女たちだけでなく私たちも、安全に暮らすために、多くのケアの中から自分に必要なものを選択し利用している。

ただコロナ禍以降、私たちはこれまで考えられなかったようなスピードで多様かつ大量の情報にさらされている。何を基準にどう取捨選択するかについても、リテラシーが必要だ。実はケアを望みながらも混乱が起こりやすく援助希求が立ち上がりにくいのは、女性依存症者だけではない。情報へのアクセスが限られる人、自分に必要なケアが何なのか一人では決めかねる人、制度の隙間に落ちてしまうところに位置しているため何らかの行政的救済や援助を求める必要があるけれど一人でそれを行えない人、ほかにもここに書き切れないさまざまな事例があるに違いない。そして、必要なところにケアが届けられないまま放置され、遺棄されていると言っても過言ではない人の数が増えていると感じる。そうした弱い立場にある人たちよりも、いわゆる多数派といわれる人たちのほうが多くのサービスを享受し、そして依存している。

つい先日もある制度の利用をめぐって、私たちがサポートしている人が行政窓口の職員と口論になり、その利用を放棄しかける場面があった。また、病院で検査を受けたがその結果を聞かないまま放置し、状態が悪化しても受診を拒否するということもあった。いずれも背景には、執拗な暴力被害などの逆境体験が重なっている。行政窓口の担当者、医療関係者はそうした事情を知る由もなく、彼女たちは「不可解な人」と見なされ、必要なケアを本人が放棄したというかたちで処理され、支援が終わることも少なくない。

私たちはそんな時、まずは「何が起こったか」を聞くことにしている。次に考えるのは彼女たちがなぜそういう反応をしてしまうかだ。彼女たちとの関係をつくる過程で生活の歴史や家族構成だけでなく、言葉の使い方や事実の捉え方などにも注意を向け、聞き取った多くの情報を頭の中で再構成しながらその特徴をつかむ。そして時間をかけ、相手に信頼してもらえるようになって初めて、その場では怒りだけでなく、決めつけや思い込み、そして不安など、実にさまざまな感情が渦巻いていて、過去のトラウマ的出来事の断片がフラッシュバックしていたのだと気づく。

本人も自分がどうしてあの場所で怒鳴ったのか、あるいは逃げ出したのかわからないのだ。

本来なら制度利用に該当するかを判断するために準備されている質問や既往歴は、彼女たちを貶めるものではない（尊重されているとは感じづらいものの）。しかしトラウマは、そこにさまざまに異なる意味づけをしてしまう。担当者とのやりとりで「非難されている」「馬鹿にされている」という感覚が相手の言葉尻で起動すると、過去の不安や混乱と一気に結びつき、その場と関係のない不適切な反応＝誤作動が起こる。

誤作動からのクールダウンには時間がかかるけれど、本人が話せる状態になればケアがもたらすメリット、そして制約などのデメリットについて説明し、誤作動を本人と一緒に解除していく。そのうえで本人にケアを望むか再考してもらい、望むならそれに必要な手続きを手伝う。だが時に誤作動は、敵意や非難というかたちで日常的に本人を支えている援助者に対しても向けられる。だから、それはとばっちりだと理解しておくだけでなく、援助者にも逆転移という誤作動が起こらないよう、こじれる関係のリセットに必要な回路をいくつか用意しておく。

意味づけられない経験と声

私たちは二〇一九年から二〇二四年まで、札幌刑務支所にて実施された「女子依存症回復支援センター」（以下、センター）のプログラムにかかわった。くわしくは第Ⅲ部で述べるが、そこでは、主に言葉を用いて、自分がクスリを使いながらどのように生きていたのかを振り返っていく取り組みが多かった。しかし平井が「支援型刑務所」における処遇の特徴について述べたように、このプログラムを通して何かスキルを磨くとか、能力を向上させエンパワーされた主体として成長し自己実現していくとか、それにより再犯リスクを回避するようなライフスタイルを実現していく、といったことを意図していたわけでない。(1) むしろ、周囲からの同調圧力を内面化した「自己統治」が遂行される現代社会の生活と比較した時、センターでは自己を統制するよりも（もちろん矯正施設のルールは適用されるが）、できる限りそのままの自分で過ごしながら、自分について知ってほしいと働きかけた。

センターは刑事施設側が候補者を選定し、面接をしたうえで、最終的に本人が希望した場合に配属される。配属されるのは、それまで違法薬物の使用による逮捕・勾留あるいは受刑体験があることから、話す内容が信頼できないと周囲に思われ、不当に軽んじられてきた人がほとんどだ。薬物使用のずっと前から逆境体験があり、みずからの要求の表出も乏しい。そこでグループの中では、ほかの参加者がどのように自分を表現するのか、まず聞いてもらうことを大切にした。何度も聞いていくうちに、自分の体験や感情と同じものがわかってくると、自然に言葉が出てくることがある。これまでどのように生活の中で困難と出会ったのか、その際に何が助けとなってきたかなどを、多様な切り口で思い出してもらう作業を重ねる。それは自分の経験に名前をつけること、「自己責任」として押しつけられてきたことの多くが実は構造的な周縁化の帰結であると知ることにつながる。

リカバリーはセンターの開所にあたってプログラムを構築し、初年度のみプログラムの実施に携わって、その後担当職員のスーパーヴィジョンや研修を実施した。対象者はプログラムを終えると地域社会に戻る。ただその後も、「社会復帰支援コーディネート業務」を法人が受託した年度の対象者に限られてはいるものの、地域での生活を家庭訪問やオンラインの面接などで確認し、相談支援を継続している。

プログラムへの参加を通して、対象者が「私について、私が知る」機会を提供する。中心となるコア・プログラムでは、テキストのセッションごとにテーマが設定されているが、彼女たちの多様な感覚・体験ができる限りそのまま言葉になるような時間にしてほしいと職員には伝えた。それは、彼女たちの感覚や体験はこれまでほとんど言葉として書き留められず、その意味するところに光が当てられてこなかったと考えるからだ。

ある日のスーパーヴィジョンで、職員から「セッションごとに設定される質問について、回答例があると理解しやすい」という意見が出された。しかし私の返事は「どのような回答があってもそれを受け取ってみてほしい」だった。参加者の語りからこちらに何か伝わるものがあればそれを広げ、どう解釈すればいいかと戸惑う時は本人に尋ねてみる。あるいはグループメンバーが、その発言に何を感じるか尋ねてみるのもよい。大切なのは、どう表現すればいいかわからなかった〝そのこと〟が、言葉になろうとする萌芽を摘み取らないことだ。質問に対する回答例を伝えることは容易いが、それを示すことで、職員はそのような語りを無意識にグループに対して期待するだろう。しかし例にない語りが聞き流されてしまう時、彼女たちが言葉にしようとしかけたものもまた、消えてしまうに違いない。

解釈的不正義

編集委員を務めた雑誌の対談で、東京大学先端科学技術研究センターの熊谷晋一郎氏とお話しする機会があった。(2) その際に「これまで意味づけられなかった声／経験」ということに話が及び、ミランダ・フリッカーの「認識的不正義」についてうかがった。佐藤によれば、フリッカーはその著書『認識的不正義―権力は知ることの倫理にどのようにかかわるのか』の中で、社会での知識の生産、獲得、伝達、拡散における主体としての私たちが不当に扱われる不正義＝認識的不正義を生み出す社会における偏見とその中性化を中心に据え、徳と社会との関係というテーマに光を当てる。(3)

またフリッカーは認識的不正義を「証言的不正義」と「解釈的不正義」の二つに分けて次のように説明する。前者は話し手の「社会的アイデンティティ」によってその発話の信頼性が不当に低く評価される不正義をいう。社会的アイデンティティとは、家庭や仕事などの社会活動の中での地位や身分、国籍、宗教、身体的特徴、性的指向などを指すが、こうしたアイデンティティは、広く共有された社会的・想像的通念と結びつくことで力を発揮するという。それゆえ証言的不正義とは、他者の社会的アイデンティティに対するネガティブな偏見が原因で、他者の証言者としての信頼度が低く見積もられることである。

これに対し「解釈的不正義」とは、人々の個別の声や経験を意味づけるために必要な概念や表現方法と、集団（多数派）の中で共有されている概念や表現方法との間に落差（隔たり）があるために、声や経験を社会の中で意味づけ他者に伝えるという認識実践から一部の人々が追いやられ、解釈的に周縁化される状況である。そのような解釈的周縁化を被るのは多くの場合、証言的不正義と同じように、社会的な力の弱いマイノリティなどの人々だ。ゆえに解釈的不正義とは、集団の解釈的資源における構造的偏見が原因で、ある人の社会的経験についての重要な側面が理解されないという不正義なのである。(4)

それこそ、これまで「何を話しているのかわからない」と無視され黙殺されてきた女性受刑者たちの言葉であり、依存症者たちの声であったと感じる。集団（多数派）は既存の解釈的資源で十分な意思疎通ができるため、それが難しい他者の声や経験を理解するための概念、あるいは方法を工夫する必要を感じずにすむ。しかしそのような社会は、自身が既存の資源に依存することが困難な立場に置かれた場合（ある種のマイノリティ性）、とてつもなく脆いことに、どれくらいの人が気づけているのだろう。

私がこれからも続けていきたいのは、意味づけられなかった声や経験を拾うことであり、書き留めることだ。その蓄積によって、彼女たちの声や体験が、認識実践の中に組み込まれていくことを願う。

そこにある傷

熊谷氏との対談を終えたその日、私はゲルハルト・リヒター展を見るために、東京国立近代美術館に向かった。「ビルケナウ」をどうしても見ておきたかったからだ。

リヒターはドイツを代表する画家であり、現在、世界で最も重要な芸術家の一人と目される。彼がこれまで二度にわたって描こうとして果たせなかったアウシュヴィッツが、どのように表現されたのかを見ておきたかった。四枚のカンバスと向かい合わせにその作品のデジタルコピーが対置され、間に大きな鏡が置かれている。一九四四年八月に、アウシュヴィッツ＝ビルケナウ強制収容所内でユダヤ人捕虜によって隠し撮りされた四枚の写真が、まずカンバスに投影されグリザイユという手法で描き写された。さらにその上から絵の具を塗り重ねてそのグリザイユを完全に塗りつぶしたのだという。抽象画としても圧倒されるのだが、その下には、たしかに大量殺戮を証言する写真の模写が存在する。

斎藤は、リヒターが「ビルケナウ」を通してアウシュヴィッツの換喩化を試みたのではないかと述べる。なぜなら過剰な象徴化はしばしば現実から乖離し、とくに特権的な象徴化は予防よりも反復を呼び込んでしまう可能性があるからだ。トラウマが反復強迫として別の外傷を呼び込んでしまうように。それは悲劇全体を代理表象する〈かのような〉別の全体性、すなわち象徴がもたらす副作用なのだという。(5)

表層からはうかがい知れない傷。しかし断片的なものがその存在を知らせることがある。そしてまだ全容が杳として知れない中で、ある偶然性によって一瞬立ち現れる傷のかたち。こちらがわかっているのは、傷がそこにあるということだけだ。その傷が何をその人にもたらしたのか、誰が葬られたのか、誰が生き延びているのかはまだ語られない。「ビルケナウ」には傷の忘却を許さない静謐な時間が宿る。

ふと、自分のフィールドにある多くの傷を思う。これらもまた、誰かによって静かにふれられ、何かによって表現される時を、ずっと待っているのかもしれない。

文献

(1) 平井秀幸「『ハーム』のない刑務所は可能か?――『拘禁の痛み』を再考する」森岡正芳、東畑開人編『心の治療を再考する――臨床知と人文知の接続』(『臨床心理学』増刊一四号)二〇二二年、九〇―九九頁

(2) 熊谷晋一郎、大嶋栄子「座談会 ケアの倫理と公共圏の問い」『臨床心理学』二二巻、二〇二二年、六七〇―六七九頁(本書巻末に所収)

（3）佐藤邦政「解釈的不正義と行為者性―ミランダ・フリッカーによる解釈的不正義の検討を中心に」『倫理学年報』六八巻、二〇一九年、二四七―二六一頁

（4）佐藤、前掲書

（5）斎藤環評「『アウシュビッツの換喩』ゲルハルト・リヒター展」ARTnews JAPAN、二〇二二年（https://artnewsjapan.com/story/article/37）

第4章　通過型支援が行き詰まる

リカバリーのミッション

二〇一二年、私たちの法人リカバリーの設立から十年が経過し、活動が軌道に乗り始めた頃、知人に勧められてある研修を受けた。内容としては、団体のビジョンを明確にし、この先も必要とされるNPOとして活動を展開していくための戦略を考えるというものだった。当時は目の前のことに必死で、国の制度に依拠した活動だけでは制度変更に大きく左右されてしまうことは感じていたが、それを変えるために何にどう手をつければよいかわからずにいた。

研修では二日間、グループごとに与えられたテーマについてディスカッションとプレゼンを繰り返した。私はその手法と与えられるテーマに戸惑い、驚いた。私たちは社会で困難を抱える女性のニーズを可視化し、暮らしを丸ごと支えるというこれまでにない援助を実践しているという自負はあった。しかし、それは極めて小さな団体の細々とした取り組みであり、下手をすると自己満足といわれかねないのもたしかだ。一方、社会保障制度の網目からこぼれ落ちる事例や、現象が先行し援助が後追いで形成されるような事例をすくいあげることができるのがＮＰＯの強みである。講師は「団体のミッションを言葉にしなさい。あなたたちの活動は社会をどう変えていくものかを明確にし、賛同者を募りなさい」と言った。事業の透明性を高め説明責任を果たすこと、そして継続可能性という視点から現状を打破することが必要だという言葉を聞き、「たしかにそうだよなあ」と思いながら、自分にはまだまだ切迫感が足りなかったと振り返る。

よし、せっかく参加したのだからやってみよう。

私たちの強みとは何か。それを実際に言葉にしようとすると、何度もいろいろな場所で話してきたはずなのに、簡潔なフレーズに落とし込む作業は難航した。結局時間ギリギリまでかかって、リカバリーのミッションを次の四つとした。

①女性が安全に暮らせる場を提供する
②女性が再び社会に参加する準備を応援する
③女性が人とつながっていくための言葉を伝える
④社会に、女性の抱える困難を知らせる

①から③は援助の柱となるもの、④はリカバリーが社会の中で担う役割を示している。②にあるように、私たちは当初から、対象者である女性が援助を「通過して」、社会に再び自分の居場所を見つけることを目標としてきた。だからこそ③として、彼女たちが原家族の中で見聞きしたもの、学校や職場などで体験し身体で引き受けてきたものを封印するのではなく、それを名づけることにたくさんの時間とエネルギーを使う。暴力の記憶をたどっていくのではなくても、フラッシュバックが起こってしまう前触れやトリガー（引き金）に気づくことで、自分に何が起こっているかを言葉にすることができ、それによって初めて人に伝えられる。社会の中で人とのつながりを再びつくるにはこうしたプロセスが欠かせない。私たちの援助はかなり遠回りに見えるが、②を進めるには③が必須で、その土台を①のミッションが支えているという構造になる。

通過型支援の行き詰まり

思い返すと、リカバリーの草創期から十年ほどの間、施設の利用者は、深いトラウマを抱えながらもそれなりの就業経験をもつ人が多数だった。また多くが高等学校をなんとか卒業している（途中の記憶が欠落していたとしても）ので、一定期間で利用を終了し、就労へ移行していきやすかった。開設四年目でカフェを開店したが、全員がコーヒーを淹れ、軽食を調理し、接客するといった仕事をこなせるのでシフトは組みやすかった。もちろん過度な緊張や思わぬコミュニケーション不足などもあるが、「店が回らない」ことはない。また、専門学校や大学への進学、あるいは職業訓練を経て就労というルートを経て施設を通過していく人もいるため、私たちの仕事は、彼女たちの暮らしのリズムを整えること、フラッシュバックへの対応、そして薬物（合法／非合法含め）の再乱用を避けることなどに集中していた。利用者が施設を出た後は、転職や結婚、あるいは出産といったライフサイクル上で起こる出来事に応じて必要ならば相談に乗るなどした。リカバリーは四つのミッションに沿って小さな成果を積み重ねていた。この時期、社会参加とは、具体的には多くが就労（非正規からスタートし正規雇用へ）であり、あるいは就労を見据えた進学や職業訓練を意味していた。

しかし、いつ頃からだろうか。社会へと送り出すことの難しい利用者が増え、彼女たちがホームに滞留する時間が長くなった。[1][2] 女性たちとやりとりをしていると、同じ言葉を使っていても意味するところが大きく異なることに気づき、そのギャップに驚く時や、こちらが「当たり前」と見なしてきた前提を相手がもっておらず、噛み合わない場面がある。そうした時、私は、彼女たちが抱える複数の障害や逆境体験と関連づけて捉えようとしていた時期があった。しかしそれでは、綾屋が指摘するように、自閉スペクトラム症の診断に用いられる「社会的コミュニケーションと社会的相互作用における持続的な欠損」という概念によって、すれ違いの問題を相手に押しつけ、支援者側の責任を問わないことになる。[3] むしろ被支援者と支援者の「関係のあり方を課題として捉えなおす」必要に迫られて始めたのが、「発達倶楽部」での当事者研究だった。当事者研究での多くの話し合いを通じて、自分が多数派であるおかげでこれまでものごとがすんなりと運んできたこと、それを意識せずにすんできたことに私は気づかされた。そして、利用者の女性たちもまた、周囲から期待される「当たり前」を自分自身に取り込み、それに合わせようと苦しんできたことを〝発見〟した。

そのようなプロセスを通して、それまで送り出そうとしてきた地域での暮らし自体が急速に色褪せたものに見えてきた。彼女たちが多くの傷つきから回復し、力を蓄えて戻っていくはずの社会では、いたるところで排除の論理が横行する様子を目の当たりにする。私はかつてある論考で「年々、支援の期間が長くなっている。戻るべき社会には、安全が保障され、柔軟で風通しの良い親密圏が乏しいと、彼女たちが察知しているとしか思えないことが多い」と述べたが、その推測は現実のものとなった。(4)

女性の雇用については、出産や育児と両立させることの困難、正規雇用から離れざるを得ない一方で復帰には時間外労働や転勤といったハードルがあり、新卒一括採用から外れた求職活動ではほとんどが不安定な非正規雇用にいたる。したがって女性は構造的な貧困化の宿命を負い、かつそれが見えづらいことなどが指摘されている。(5) そうした現実を鮮烈に浮き彫りにしたのがコロナ禍だったといえるだろう。二〇二〇年九月二五日付の朝日新聞は、コロナ禍が女性に与えた影響を次のようにまとめている。(6)

コロナ危機が女性に与えた影響は、統計にも表れつつある。七月は非正規の働き手が前年同月より一三一万人減ったが、六割超が女性だった。打撃が大きい飲食・宿泊業は、働き手の五割以上を女性の非正規が占めていることが背景にある。支援団体の調査では、シングルマザーの七割以上が雇用形態の変更や収入減に見舞われ、五〜六月に配偶者暴力相談支援センターなどに寄せられたDV相談は前年の一・六倍に上った。八月の自殺者数でも、前年同月からの増加幅は女性の方が大きかった。

私たちはいよいよ、これまでミッションとしてきた「女性が再び社会に参加していくこと」の意味を問いなおし、そのかたちを変える必要に迫られた。

誰もが働いて生きる

二〇二〇年はコロナ関連の助成金情報が飛び交い、助成金バブルという言葉がピッタリの状況だった。そしてその余波はまだ続いている。暮らしを支えるネットワークの底が抜け、目に見えるかたちで人々の生活が逼迫しているため、待ったなしの支援が求められるということである。さらに、障害者や高齢者という縦割りの支援領域を超え、ステークホルダー間の連携を要としてコミュニティの再編を目指す研究や、社会的企業（ソーシャルビジネス）の立ち上げにかつてない注目が集まっている。

リカバリーは就労系事業所「トラヴァイユそれいゆ」（以下、トラヴァイユ）を運営しているが、企業や行政から軽作業を請け負い、利用者に支払う工賃の原資としている。ほかにもカフェを運営して収益をあげ、利用者に還元している。またコロナ禍によってこうした仕事が影響を受ける中で農作業だけは働く利用者同士のソーシャルディスタンスを保てるのはもちろん、戸外で自然にふれることができるという点で安定した収益をあげた。「物理的な距離は十分に、心理的な距離は最小に」が成り立つのだ。

畑では主に野菜を育てるほか果樹の手入れも行う。収穫した野菜を使ってランチをつくりテイクアウトできるようにし、必要ならば配達にも応じることでカフェの収入はかろうじて得られた。しかし毎年出店してきたさまざまなイベントがすべて中止となり、人が集まる機会がなくなったため、前年度と比較すれば売り上げは大きく落ち込んだ。トラヴァイユでは、疾患や障害の特性を活かしながら、誰もが自分のできることを見つけ、それに取り組むことが重要と考えている。仕事の内容が狭められると、強みを活かすことが難しくなり、利用者の働く意欲がしだいに落ちてしまうことが悩みとなった。

そんな時、ある助成金の募集に目がとまった。コロナ禍で困難を抱える子どもへの支援という内容である。頭に浮かんだのは、小学生から高校生までの子どもを対象とした学習支援を行うNPOだ。私たちは過去に「寺子屋プロジェクト」と称し、学校での学びを中断してしまった利用者を対象に、助成金を得て学習支援を実施したことがあった。その時協力してくれたNPOと協働できないだろうか。連絡し現在の活動状況を聞いてみると、そのNPOを利用する子どもたち（その多くは困窮世帯）は休校に伴い給食が中止されたことで食事を十分とれず、肉や魚といったタンパク質の摂取量が低下しているなど深刻な状況がうかがえた。そこで私たちがカフェで販売しているランチを学習支援を利用する子どもたちに届けるプロジェクトを企画し、助成金が採択された。いつもはリカバリーの利用者が助成金事業の受益者だが、今回は彼女たちが困難を抱える子どもたちへ、ランチの提供というかたちで支援を届けることになった。そして、カフェで働く彼女たちも工賃を受け取ることができる。こうした双方にとってwin-winの効果を期待して、ランチづくりが始まった。

実際にやってみると、知らないことが多く学びが深かった。子どもたちに時々ランチの感想を聞くのだが、普段食べる機会がほとんどない食品への抵抗が大きいと知った。またおかずやご飯を残してもいいのか不安があるなど（「自由に取り替えっこOK」としたら一気に食事の時間がにぎやかになったと、のちにスタッフの大学生に教えてもらった）、食べ物をめぐるいろいろな現実がある。私たちが漠然としか知らなかった学習支援の場に集う子どもたちの抱える事情、その一端がランチを届けるという活動を通じて見えるような気がした。

この取り組みに手応えを感じた私たちは、次にシングルマザーの支援団体と協働し、一人親家庭にクリスマスオードブルを届けるプロジェクトを企画した。先方の希望一〇〇台には及ばなかったが、八十台のオードブルを渡した。このプロジェクトでは利用者とスタッフが総出で下ごしらえや調理、オードブル容器への盛りつけを行った。メニューは支援団体と相談したがきめ細かな注文があった。たとえば当日食べられずに翌日に持ち越すことを想定するとご飯ものが必要なこと、普段はなかなか手が出ないので果物が喜ばれること、そして小さな子どもが食べやすい形状にするなど初めて知ることや工夫することが多かった。二日かけて子どもたちが大好きなチキン、美味しそうに焼き上がったエビグラタンやローストビーフのサラダなどを調理した。蓋を開けた時に歓声をあげてくれる様子を想像し、忙しいカフェでの時間は瞬く間に過ぎた。

学習支援の場に集まる子どもたちや大学生のボランティア、クリスマスを祝うシングルマザーの方たちに届けるランチやオードブルの仕込み、調理、盛りつけなどをしていると、利用者が時々、自身の体験と照らし合わせながらいろいろな話をしてくれた。その多くは、自分も同じような境遇にあったというものだ。そして、今、こうして人に届ける食事をつくっていることへの誇らしい気持ちも吐露された。食べることで人は幸せを感じ、元気を取り戻すということを自分自身が経験している利用者たちは、自分が誰かのために食事を提供していることに意味を感じていた。同時に、働くことは、利用者たちが対価を得ることにもつながる。

ソーシャルビジネスという視点

二つの小さなプロジェクトを通じ、どのような精神的不調があったとしても、誰もが働きながら生きていく場を必要としていることに気づかされた。トラヴァイユでは、役割と出番があることによって各自が自分の有用性を感じてもらえるよう工夫している。精神的な障害や疾患による不具合とうまく折り合いながら、そういう自分のままで周囲の人たちと共に働く。そうした体験を重ねることで、自分に無理のない働き方を選択できるように変化を促す。また、プロジェクトの収益性を高め賃金として還元していくことで、支援する側もされる側も生活に必要な糧を得る。いずれは独立した事業として障害福祉サービスから切り離し、コミュニティに開かれた「誰もが共に働ける場」の創設を目指す。こうして整理していくことで、私たちの新しいミッションとして掲げるべきものがクリアになってきたように思う。「あなたたちの活動は社会をどう変えていくものか」、いつも助成金申請書を書く時に問われることが、十年かけてようやく自分ごととして腑に落ちた。

思えば「社会的排除」という言葉も、あの時はまだピンとこなかった。しかし貧困や孤立は個人の努力だけでどうすることもできないほど、構造的なものに絡め取られてしまう中で静かに進行している。社会格差と分断の現実はさらに深まっているのではないか。井出らは「誰もが受益

者」となる財政戦略を駆使し、分断社会を終わらせるモデルとして、日本型の分散型社会モデルを提唱する。(7)

近代家族モデルが破綻したいま、家族の原理を地域に拡張していき、全員が家族のように支えあっていく地域モデルを考えることが重要なのだ。

その地域で暮らす人びと、すなわち、男性も女性も、若者も高齢者も、障害のある人もない人も、人間らしい「生」が保障されるよう努力する社会、いわば「地域家族モデル」こそ、北欧の国家モデルとも違う日本的な分散型社会モデルとなる。その際、それぞれの地域の生存保障をおこない、財政的なバランスを取るために努力することが国の中心的役割となる。

私は長期にわたり女性依存症者に関する研究と実践を行う中で、家族も抑圧装置として機能してしまうことをインタビュー調査の分析から示した。それに代わるものとして、弱いつながりでありながらも、一定程度持続される他者（とくに傷を抱え生が脅かされた他者）への関心と配慮が行き交う場として、齋藤による「親密圏」の概念を用い、出入り自由で風通しのいい関係性を構築していくことを依存症からの回復における最終形とした。(8) したがって「家族のように」という言葉の欺瞞や暴力性に十分な注意を払いながら、私はそれを「親密圏」と読み替える。

そして男性・女性という区分からおのずと排除されてしまう人々の存在にも気を配る必要があ

る。分断社会を解体し新たなモデルを構築しながらも、同時にそれが誰かを無意識に排除していないかということに敏感であることが求められる。男性、女性、どちらでもない人という言葉がそこにあってほしい。セクシュアリティの多様性が十分に配慮され、これまで社会が求めてきた基準に合わせることを強要しないという態度が示されることは重要だろう。

また信田(9)が喝破するように、国家と家族の共謀の匂いを嗅ぎ分けていくセンスはこれからの支援者に最も求められるものだといってよい。私は長い間、私企業こそが、利益追求、効率の向上を突き詰めて生産性を高めることに邁進した結果、人をモノ化させてきた首謀者であると考え、決して交わろうとはしなかった。しかしすでにそうした原理の終焉を予測し、地域社会との共存を目指す企業の存在を知る機会が増えている。しかもこうした「地域家族モデル」をイメージさせるプロジェクトの多くが、大企業がもつ財団の助成金によってスタートし、運営を軌道に乗せていくという現状をどう考えるのか（助成金でよいのか、公的資金投入との関係など）。これに関しては、いましばらく勉強し、さまざまな人と出会い、実験を重ねたうえで考えをまとめたいと思っている。

そのように考えていた時期に、大きなチャンスが与えられた。これまでのプロジェクトの経験を踏まえて次の企画を温めていたところ、女性の起業や活動を支援するアメリカの財団から、まさにスタートアップ資金を提供されることになったのだ。また資金だけでなく、プロジェクトを具現化しソーシャルビジネスとして運営していくために、メンターから定期的なコーチングを受けることもできる。

同時に、私は二〇二二年、社会貢献事業家を対象としたリーダーシップ研修に参加した。その主催団体は、多くの人的リソースと、社会貢献事業に強い関心をもつ企業とのパイプをもっている。その団体からも数々の先行事例を紹介いただき、たくさんの情報、刺激と、考え方の柱となるものを伝授いただいている。何よりも、同じような取り組みを各地で行っている人たちとつながれることは、自分は決して一人ではないという気持ちにさせてくれる。

目の前で多くの困難を抱えうずくまる女性たちを見て、なんとか安全な場で生活を立てなおすお手伝いをしようと取り組み始めて二十年になる。自分たちの支援は、抱え込むのでなく、手放すことを通して、次の居場所を彼女たちがそれぞれに見つけていくことに寄り添うというものだった。そして今、「行ったり来たり」が可能な、誰もが共に働く場を新たに立ち上げることになった。ありのままの自分で役割と出番がある、そして自分とは異なる人たちとつながる場で、また新しい回復の物語が生まれるに違いないと思っている。

文献

（1）発達倶楽部、大嶋栄子「発達倶楽部の当事者研究」『みんなの当事者研究』（『臨床心理学』増刊九号）二〇一七年、一二四―一二八頁

(2) 大嶋栄子「言葉と組織と回復―当事者研究・自助グループと対話」『当事者研究と専門知』(『臨床心理学』増刊一〇号) 二〇一八年、一三二―一三八頁

(3) 綾屋紗月「身体とつなぐ 仲間とつなぐ―自閉スペクトラム当事者の視点から」大倉得史、勝浦眞仁編『発達障碍のある人と共に育ち合う―「あなた」と「私」の生涯発達と当事者の視点 心理師、関係者、当事者のための実践テキスト』金芳堂、二〇二〇年、二五五―二八一頁

(4) 大嶋栄子「『その後の不自由』を生き延びる」『ヒューマンライツ』三三二号、二〇一五年、二一―二四頁

(5) 小杉礼子、宮本みち子編『下層化する女性たち―労働と家庭からの排除と貧困』勁草書房、二〇一五年

(6)『朝日新聞』二〇二〇年九月二五日付

(7) 井出英策、古市将人、宮﨑雅人『分断社会を終わらせる―「誰もが受益者」という財政戦略』筑摩選書、二〇一六年、二〇七頁

(8) 大嶋栄子『生き延びるためのアディクション―嵐の後を生きる「彼女たち」へのソーシャルワーク』金剛出版、二〇一九年、一三一頁

(9) 信田さよ子『家族と国家は共謀する―サバイバルからレジスタンスへ』角川新書、二〇二一年

第5章　ハームリダクションという実践——環境に介入する

届かない声

二〇二一年六月十一日、厚生労働省が同年一月より継続してきた「大麻等の薬物対策のあり方検討会」（以下、検討会）が八回目の会合を開き、最終報告書をとりまとめた。検討会では、焦点の一つであった大麻の「使用罪」の創設（当時は所持、栽培、輸入、輸出、譲り受け、譲り渡しなどが処罰の対象）に関して、罰則を科すことが必要だという意見が大半を占めた。大麻を栽培する農家がその成分を吸い込んで罰せられることを防ぐため、これまで使用罪は設けられていなかったが、実際に検査をしたところ栽培する者からその成分が検出されることはないことがわかり、大麻使用が有害な影響を与えることに鑑みて「不正な使用の取締りの観点や他の薬物法規との整合性の観点からは、大麻の使用に対し罰則を科さない合理的な理由は見い出し難い」としている。[1]

ただ検討会では、大麻の使用罪創設に反対する意見もあったとして、その内容を報告の中に記載している。具体的には以下の通りである。

・国際的には薬物乱用者に対する回復支援に力点が置かれている中で、その流れに逆行することになるのではないか
・使用罪の導入が大麻の使用を抑制することを目的とするのであれば、使用罪の導入が大麻使用の抑制につながるという論拠が乏しい
・大麻事犯の検挙者数の増加に伴い、国内において、暴力事件や交通事故、また、大麻使用に関連した精神障害者が増加しているという事実は確認されておらず、大麻の使用が社会的な弊害を生じさせているとはいえないことから、使用罪を制定する立法事実がない
・大麻を使用した者を刑罰により罰することは、大麻を使用した者が一層周囲の者に相談しづらくなり、孤立を深め、スティグマ（偏見）を助長するおそれがある

しかしとりまとめでは、こうした反対意見に対しての見解は示さずに、薬物依存症の治療等を含めた再犯防止や社会復帰支援策も併せて充実させるべきであると指摘するにとどまった。

実は六月十一日の夜、私は「日本薬物政策アドボカシーネットワーク」（以下、NYAN）代表でありダルク女性ハウス代表でもある上岡陽江さんと、事務局長の古藤吾郎さんの呼びかけに応

じて共に声明を発表し、その後開かれたオンラインの記者会見に参加した。NYANは以前より検討会の審議を注視していたが、最終的なとりまとめの発表に先立つ五月二七日に、厚生労働省監視指導・麻薬対策課長に要望書を提出している。提出にはNYANのほか、「アフリカ日本協議会」の稲場雅紀さん、「ヒューマン・ライツ・ウォッチ」の笠井哲平さんが同行した。賛同団体には女性や貧困、人権問題などに関して活動する九団体が名を連ねた。[2] また、「大麻使用罪創設に反対する依存症関連団体・支援者ネットワーク」も六月七日付で大麻使用罪の創設に反対する声明を発表し、その後、六月二五日付で厚生労働省副大臣あての緊急要望書を提出した。NPO法人リカバリーはその要望団体の一つである。[3]

両者に共通した主張は、刑罰よりも、厳罰主義がもたらすスティグマの解消が急務であるということだ。NYANは、使用者を社会から排除するのではなく、使用の背景に目を向けて、当事者が必要な援助を受けられるようなネットワークを構築する必要があること、また刑罰を科す代わりに保健・福祉などの支援機関を紹介し、必要な支援を受けられるダイバージョンを導入すべきことを指摘している。このほか、薬物を違法／合法で区分せず、使用を地域生活の多領域にまたがる現象として捉え、包括的な（支援を含めた）取り組みとすることや、政策決定プロセスに当事者の声を反映させる必要性にもふれている。

オンライン記者会見で私は、今まで援助関係をつくってきた薬物依存症の人たちのこと、そして女子刑務所にて取り組んでいる「女子依存症回復支援センター」事業について話した。彼女たちのほとんどがこれまでの人生で多くの暴力被害にあい、それを自分のせいだと恥じてきた期間が長い。そして、薬物使用はそうしたつらさを一時的に緩和するものでありながら、やがて薬物使用によって生活に支障が出るようになり、ようやく治療や援助につながっていることなどを伝えた。今回のように薬物使用を刑罰の対象にすることで、むしろ彼女たちは必要なサービスから遠ざけられてしまう側面があり、とくに子どもを育てている人は子どもから引き離され、子育てを再開するには高いハードルをいくつも超える必要があって、社会的孤立がさらに深まる構造についてもふれた。

薬物を使用する人、そして依存症の状態にあって支援をようやく求めることにした人たちのために奮闘する援助者の声は、なぜ届かないのだろう。上岡さんは六月十一日の会見で、とりまとめ文書について「大麻という薬物使用や薬物乱用について書かれていますが、人について書かれているとは感じることができなかった。この文章はいったい誰のためを思って考えられた文章なのかと思うのです。専門的な知識はあるけれど、当事者とつながりを持たない人たちが自分たちから見るとこうあるべきだと押し付けたい方法をとりまとめたもののように思えます」と話した。(4)とりまとめ文書では再犯防止、社会復帰支援策の必要性についてふれてはいるが、一方で「ダメ。ゼッタイ。」というキャンペーンを展開している現実もある。いつものことながら、フィールドと政策の間には大きな隔たりがあることに力を奪われる感じがしてしまう。

二〇二三年十月、大麻取締法及び麻薬及び向精神薬取締法の一部を改正する法律案が閣議決定・国会に提出され、同年十二月に可決・成立した。これにより、大麻の使用に対する罰則が導入されることが決まった。なお施行は二〇二四年十二月である（https://www.mhlw.go.jp/content/11121000/001206962.pdf）。

ハームリダクションとは

大麻の使用罪をめぐりさまざまな関係団体の人たちと話をしていた合間を縫うように、リカバリーは「二〇二一年度鉄道弘済会福祉助成」を受けて、ハームリダクションをテーマとした二回のオンライン研修を実施した。一回目は古藤吾郎さんを講師に招いた。二回目は、自身も薬物依存の体験をもち、インドネシアにてハームリダクションの考え方を実践する回復施設Rumah Singgah PEKAの代表を務めるSam Nugrahaさん（以下、サムさん）を招いて、インドネシアにおける薬物事情、また薬物依存の支援に関してお話をうかがった。

古藤さんは編著者としてかかわった『ハームリダクションとは何か―薬物問題に対する、あるひとつの社会的選択』の中で、ニューヨークにある大学院の修士二年目に、ハームリダクション・プログラムを提供するＮＧＯでインターンをした経験について述べている。[5] ハームリダクションとは、薬物使用、薬物政策、薬物関係法規に関連して生じる健康・社会・法律上の悪影響を最小限に抑えることを目的とした政策、プログラム、そして実践のことを指す。[6] 研修でも古藤さんはその頃の様子について写真などを交えながら紹介してくれた。事務所でポップコーンを準備し映画を観るといったレクリエーションの機会を提供するのだが、その前後少しの時間、薬物の安全な使用に関する講座を案内するといった具合の活動が多かったという。そこでは断薬にこだわらず、彼らがドラッグを使う場合に、少しでも安全であるようにさまざまな工夫をしていたのだ。またNGOでは、彼らが多少なりともアクセスしやすいよう、ワゴン車を通りに停めたり、時にはテントなども立てたりしながら、清潔な注射器やコンドームを配布するといった具体的な支援を行っていた。それに加えてきめ細かな生活に関する相談も行っていたという内容に、私は惹きつけられた。それは、ソーシャルワークにおける「アウトリーチ」そのものだった。このほか、近年各国で実施されているさまざまなハームリダクションの取り組みに関して、古藤さんは紹介してくれた。

また古藤さんは、UNODC（United Nations Office on Drugs and Crime：国連薬物・犯罪事務所）が毎年発表している薬物使用者に関する調査をもとに、日本におけるハームリダクションの可能性についてふれた。調査によれば、日本で過去一年に何らかの違法薬物を使用したことのある人（十五〜六四歳）の割合は五・四％であり、そのうち薬物使用障害がある人は十三・二％で、八割以上の人には薬物使用障害がない。しかし、その中にはリスクのある使用をしている場合や、使用頻度が増えていく場合、あるいは薬物使用以外の困難を抱えている場合があるという。一方、薬物使用障害があって治療につながっている人は八人に一人しかおらず、その理由として、依存状態が重く治療や回復に無関心、差別や処罰への不安や恐怖で相談ができない、利用可能で自分に合ったプログラムがない、といったことが考えられるとのことだった[7]。

私が精神科病院で依存症の専門治療にかかわり始めたのは一九九〇年代に入ってすぐだが、まさにその「八人に一人」の人たち（おそらく当時はもっと少数派だっただろう）と毎日会っていたことになる。入院・外来ともに九割が男性で、年齢は中高年が中心だった。古藤さんの指摘するように、精神科病院を初診した時点ですでに依存状態が重く、しかも治療に拒否的な人が多かったのである。たとえばアルコール性肝炎や膵炎などで内科治療を繰り返し、とうとう匙を投げられて精神科へ紹介されるが、それでも自分は依存症ではないし、自分の意思でいつでもやめられると主張する人が多かった。当時の私はそんな彼らをうんざりした気持ちで眺めていた。しかし、彼らが自分を依存症と認めることは人生における敗北を意味することになり、それに対して抵抗や強い不安が伴って当然だと、今なら理解できる。依存症を宣告されるのは、人生の終わりと同じくらい、スティグマにまみれたレッテルに等しかった。合法薬物であるアルコールでさえそのような状況であり、非合法薬物に至っては、「人間やめますか」と使用者を非人間的に扱って当然と見なす空気が日本にはある。それから三十年が経過しているのだが、現実はどうかといえば、先述した声明や要望書にある通りだ。

さて、話を研修に戻そう。

古藤さんは、ハームリダクションにおける重要な視点とは、仮に薬物使用者が依存症の状態にあって自分ではやめられないとした場合、治療機関や自助グループなどにつながることで変化を模索していけるが、時に過剰摂取（オーバードーズ：ＯＤ）してしまった場合、あるいは使う量を減らしたいと本人が考えている場合に、使用によって影響を受ける身体・生活・心理状態への害を可能な限り減らすために、いま役立つ具体的な手立てを準備することだと指摘する。たとえばアルコールを飲みすぎてひどい二日酔いになった時の対処法、あるいは飲みすぎを防ぐための方法、量を減らす相談などに応じていく中で、アルコールをＯＤしてしまうパターンを本人が自分で理解していくことがあるかもしれない。より害を減らして、アルコールを使用しながら生活を送るという例は、私たちにさほど抵抗なく受け入れられるのではないだろうか。

しかし、アルコール以外の薬物となった時に、同じような視点に立って害を減らすためのサポートや仕組みが、日本にはほとんど存在しない。古藤さんが最も懸念しているのはこの点である。研修の中で古藤さんは、とくに若年層による、市販薬、処方薬、海外からの輸入薬をＯＤするようなＳＮＳへの書き込みにふれた。その背景には傷つき体験、社会的な孤立や生活困窮などいくつもの困難さが見え隠れするという。しかし現在の苦しさやつらさを緩和する目的でＯＤが選択されているとしたら、それを急に止めてしまうことはむしろ危険な場合がある。その人にとってのハーム（困りごとやリスク）を丁寧に聞き取り、本人の視点に立ちながら健康や命を守る、まさにハームリダクションでかかわることが必要だと述べ、ＮＹＡＮのプロジェクトとして「ハームリダクション東京」を二〇二一年六月にスタートさせている(8)。

自分の居場所を見つける

二回目の研修では、当事者主体で運営される薬物依存の回復支援施設が、ハームリダクションをどのように実践しているかに注目しながら話を聞いた。演者のサムさんは施設の代表であるだけでなく、「アジアドラッグユーザーネットワーク」元インドネシア代表、また「インドネシアアディクションカウンセラー協議会」議長という肩書をもつ。ハームリダクションに関する国際会議等で面識のある古藤さんが聞き手となり、研修は進行された。

最初にインドネシアにおける使用薬物の変遷、また法律上どのような対応がされるのかを確認した。一九八〇年代はヘロイン、九〇年代はモルヒネ、二〇〇〇年代に入るとオピオイドの乱用などが主流となっていた。その後二〇一五年あたりからオピオイドは減少し、現在では覚醒剤、大麻、そしてベンゾジアゼピン系の処方薬が使用薬物の中心であるという。覚醒剤に関しては吸入使用が多いが、背景に清潔な針と注射器の不足がある。またベンゾゼジアゼピン系の処方薬は、患者本人が自分用に処方されたものをブラックマーケットに流すことで、違法に売買されている。

なおインドネシアでは、二〇〇九年にドラッグに関する法律が改正されたが、多くの課題があるとサムさんは指摘する。逮捕された場合に、その人が薬物依存症で治療が必要と判断されれば、刑罰の対象にはならない。しかし、それ以外は厳罰主義であって、多くは服役を余儀なくされる。

その分岐点は所持していた薬物の種類と分量であるが、所持していた場合、それが自己使用目的であっても「販売にかかわった」と見なされる。しかも基準が一定ではなく、治療に関する担当省庁も四つにまたがっていて、薬物依存に関する見解が一致していないのだという。何より問題なのは、薬物使用は個人が快楽を求めるためのものであると政府、あるいは社会の多くの人々が捉えており、そうであるなら違法なものには刑罰を与えるのが当然と見なされていることだ。しかし、多くの治療や援助において集積されたデータは、薬物使用は人生においてその人が抱えている何らかの問題を解決するために選択されていることを示している。こうした状況にある人たちへのサポートが必要なのだとサムさんは強調した。

「社会の中にスティグマがあるのですね？」と古藤さんが尋ねると、「まさしくそうです」とサムさんは答えた。

サムさん自身はなぜ薬物を使用することになったのだろうか。自身の回復が始まってから、二二年になるという。

「自分は純粋なインドネシア人というより、さまざまなルーツ、たとえば中国、日本、インドネシアの先住民などの血を引いています。十代はそうしたマイノリティである自分が、社会の中にどのように“Fit”する（自分の場所を見つける）かが大きな課題でした。私のように悩み、困難を抱える若者に対して、適切なサポートがないところに、薬物が入り込んできました。慢性的な痛みがある時、そこに薬があれば使いますよね。そんな感じでした。

当時一緒に薬物を使っていた仲間たちは、それが健康によいことだとは思っていなかった。けれど、それしか方法を知りませんでした。一九九〇年代、精神病院へ五回入院しました。統合失調症の人と同じ処方薬を服用して、自分の足で立つことすらできないこともありました。何度も自殺未遂をしましたが、死ぬことはできませんでした。もっとも、だからこうして今日、みなさんにいろいろなお話ができるわけなのですが。

最後の入院の時でした。主治医から、あなたはもっと別の治療法を試すべきだ、と言われたのです。ただし、それをやったからといってよくなる保証はない、そう言われました。保証はないと言われたことにむしろ興味が湧きました。自分が治療の主体となる方法を選び、そこから回復が始まりました。私は非常にラッキーだったと思います。多くの仲間たちは亡くなり、または刑務所へ行きました。そして、こうした幸運に恵まれた自分だからこそ支援する側に立たなくては、と施設を開設したのです」

サムさんの語り口は静かで落ち着いたものだったが、とても心が動かされた。たとえ年代、社会状況、文化、生活様式が違っても、薬物を使用する背景にある「自分の場所を見つける」困難さがひしひしと伝わるし、それは私たちの国でも同じだ。

サムさんが運営するRumah Singgah PEKAでは、利用者に完全断薬を求めない。施設（入所と通所がある）の利用者一人ひとりにライフスタイル、また行動パターンがあり、誰かにとってよかった方法がほかの人にも有効かどうかはわからない。政府が考える治療は、そうした個別性に配慮しないテンプレート的なものが多いし、まるで故障した車を修理するようなイメージで回復を期待する傾向がある。しかしそれでは本人に変化が起こらないとサムさんは言う。その人がどういう力をもっていて、そして何が行動に影響を与えているのか、本人をトリートメント（援助計画や援助内容）に招き入れ、一緒に検討していく必要がある。薬物依存は再発が非常に起こりやすいという特徴がある。たとえば糖尿病の人が治療を中断している間に血糖値が上がって再度治療を受けることは、何も恥ずかしいことではないはずだ。しかし、回復施設を再利用することに対して、人々は非常に「恥ずかしい」と感じさせられてしまう。

サムさんによれば、薬物を使用しながら施設を利用する人がいる場合には、使用のリスクを最小化するための教育（使用量や使用の方法）を行っているという。その結果、安全な使用に移行した人もいるが、大切なのは生活の質がどのように変化したかであり、それがindicator（指標）となる。そして、最もよいアウトリーチができるのはpeer（当事者）であるとサムさんは考えているという。それは、当事者がどのような困難の中にあるかわかるだけでなく、自分の体験を伝えることができるからだ。しかし、とサムさんは続けた。

「それだけでは不十分です。empathy（相手の状況に共感する）とskill（援助の技法）の両方があってこそ、よい援助が成り立つのだと思う」

日本ではまだまだ馴染みの薄いハームリダクションだが、二回の研修にはそれぞれ一〇〇名を超える申し込みがあり、その反響の大きさに驚いた。アルコールに関しては、断酒ではなく減酒から始めるという治療アプローチがすでにスタートしている[9]。しかしその原理の普及、アルコール以外の薬物に関するハームリダクションの実践には、まだ多くの課題があると言わざるを得ない。

金平糖のような市販薬

今回の研修を企画した時、私の中に一つの想いがあった。SNSに溢れる市販薬のODに関する書き込み、処方薬を求める「DMください」の文字を眺めながら、「その人」のことを考える。違法薬物の依存ということでリカバリーに紹介され、グループホームの利用が始まったのだが、彼女が常用していたのは市販薬だった。どこでも手軽に手に入れることのできるその薬は、もしかしたら違法薬物の何倍も切れ目がつらい。全身の倦怠感とひどい頭痛で、二週間以上身動きがとれなくなることがわかっていても、使わないと、やりたいことをするエネルギーが自分の中から少しも湧いてこないのだと話した。

まるで金平糖を口に放り込むように、彼女は市販薬を食べていた。

「ここはみんなが（薬を）やめようとしているところだから」と言い、「いつか使いたくないと思うことがあったら、また来るね」と言い残して彼女は出ていった。

彼女と再会できる時が来たら、私たちは何が一緒にできるだろう。彼女は生き延びるために別の方法を見つけているかもしれないし、それが命を守る方向により近くなることを願っている。それでもまた会えたら、何から始めていけるだろう。ハームリダクションの実践は、私にとっても大きな挑戦となるに違いない。

文献

（1）厚生労働省「大麻等の薬物対策のあり方検討会とりまとめ」二〇二一年六月二五日（https://www.mhlw.go.jp/content/11120000/001273713.pdf）
（2）日本薬物政策アドボカシーネットワークウェブサイト（https://nyan-jp.net/letter_moh_210527/）
（3）特定非営利活動法人ＡＳＫウェブサイト（https://www.ask.or.jp/updates/9776?fbclid=IwAR13sJb2EGeWeM0kcb8cYLfGYwJc_MzNN0hKZzEteXBEdI_uzGmA8Sjc）
（4）岩永直子「大麻検討会とりまとめ『使用罪』創設については反対意見も明記　大麻医薬品使用にも道を開く提言」BuzzFeed News、二〇二一年六月一一日（https://www.buzzfeed.com/jp/naokoiwanaga/cannabis-kentoukai-0611）
（5）古藤吾郎「はじめてのハームリダクション―今、世界で激論中」松本俊彦、古藤吾郎、上岡陽江編著『ハ

ームリダクションとは何か―薬物問題に対する、あるひとつの社会的選択』中外医学社、二〇一七年、二一一七頁

（6）Harm Reduction International ウェブサイト（https://www.hri.global/what-is-harm-reduction）

（7）古藤吾郎「ハームリダクションで出会う」二〇二一年五月二九日、ハームリダクション普及啓発研修事業発表スライド

（8）ハームリダクション東京ウェブサイト（https://hrtokyo.net/）

（9）「茨城にある『減酒外来』に予約が殺到する事情」東洋経済オンライン、二〇二一年五月一三日（https://toyokeizai.net/articles/-/427823）

第6章　愛着形成をどう支えるのか

グループホームでの子育て

本章では、第2章に登場したAのその後について、愛着形成という視点から再び整理してみたい。

出産後のAは赤ちゃんと一緒に退院することはできず、一人でグループホームに戻った。その後はスタッフが同行し、乳児院に措置された子どもと定期的に面会を重ねることになった。Aは面会時間に保育士から沐浴や調乳などを繰り返し学び、また赤ちゃんをグループホームに外泊させてAが世話できるかどうか様子を見ながら、ようやく生後一ヵ月で、母子が共に暮らす生活が始まった。

障害福祉サービスにおける共同生活援助（グループホーム）は、病気や障害のために単身生活に困難を抱える個人を支援する場である。だから、利用者が子どもと共に入居する例は想定されていない。しかし周囲がかなり手厚くサポートしながらでないと、Aが一人で赤ちゃんの面倒をみるのは難しいと思われ、地域生活へ移行していくには、いくつものハードルを超える必要があった。これまでの保健師、児童家庭相談員、生活保護の担当ケースワーカーというネットワークに乳児院のスタッフ、Aの精神科主治医と子どものかかりつけ医（小児科医）、そして保育園も加わり、大きなネットワークでAと子どもを支えていこうと決めた。

Aはグループホームのスタッフや、訪問してくれる保健師、乳児院のスタッフに助けられながら赤ちゃんの世話に一生懸命だった。途中で保育園を利用し始め、昼間はAが通院あるいは休息する時間を確保した。

そうした暮らしが五ヵ月ほど続いたが、しだいにAの疲れが溜まってきているように見えた。それまで子どもを取り戻すのだという緊張感もあってずっと頑張ってきたが、いざ赤ちゃんとの暮らしが始まると、調乳や沐浴、オムツ替え、そして洗濯など雑事の多さに疲れてしまい、きちんとやりたいと思うほど世話がままならないのだ。子どもが夜中に泣いていても起きられないAに代わって、グループホームで当直するスタッフが調乳し、ほかの入居者もAが入浴中や子どもがぐずって泣きやまない時には代わる代わる抱っこしてくれるなど、多くの手で赤ちゃんは順調に育っていた。しかし、Aの疲労感はなかなか解消されなかった。

考えてみればそれまでAがグループホームを利用した四回はいずれも入所期間が短く、最短で一週間、最長でも三ヵ月程度だったのだから、今回は最長記録を更新していることになる。そしてちょうどこの頃から、Aは元夫（子どもの父親、以下、D）との連絡を再開し、時々会うようになっていた。発達障害の持ち味が強いAは、ものごとを継続することが苦手で関心事が移ろいやすい。出産についても、その時になったら考えるという傾向があるので心配はしていたが、当時は私たちの支援から離れていたので静観するしかなかった。しかし困ったとなれば待ったなしでSOSがくる。私たちとAとの関係は、彼女が十代の頃からその繰り返しだ。

赤ちゃんの父親であるDは独特な考え方や理屈でAを懐柔する面があった。AはそんなDに反発し派手に喧嘩をする一方、愛情もあるのでキッパリと離れることができない。子どもはもちろん可愛くて愛おしいが、調乳や入浴など時間通りに行う多くのことに苛立つことも出てくる。そしてそんな時に、Dの存在がAの中で再び大きくなっていった。

Aの支援ネットワーク会議は定期的に開かれ、その都度かかわる人たちと細かな情報共有をしていた。Aは頑張っているし少しずつ子どもの世話にも慣れてきたが、夜泣きがひどい時間も長く、そうなると途方にくれる気持ちになってしまう。また保育園に預けることで自分の時間をつくることができたのはよかったが、外出しDと過ごす時間が増えることで懸念されることも出てきた。Dは子どもの父親として発言したがるが、責任は負おうとしない。Aは十分やっているし、愛着形成を考えると、ここが踏ん張りどころではあるが、これだけ手厚い支援があったとしても別の方法を考える時期かもしれないという話が支援者から出るようになった。

再び乳児院へ

Aは保育園の送り迎えの時、ほかの母親の子どもへの接し方や保育士との会話などを見て、「自分はうまくやれていない感じがする」と泣きべそをかくことがあった。あなたのペースでやればいいし、ほかのお母さんと比べなくていいと伝えるが、子どもが六ヵ月になった頃、Aは「乳児院に子どもを預けたほうがいいと思う」と口にするようになった。ここまで乳児院の職員からたくさん子どもの世話について教えてもらい、また助けてもらったことから、当初あった乳児院に預けることへのわだかまりは消えていた。たくさんの人に支えてもらって子どもの世話をしてきたが、自分はすぐに疲れてしまい、複数のことを同時にこなすのが難しい。なので乳児院に預けながら以前のように面会に行き、交流を続けたいとのことだった。

Aの意向をネットワーク会議で伝え、その後児童相談所との協議が始まった。しかしAは児童相談所に対してずっと厳しい表情だった。出産の時に十分な説明もなく赤ちゃんを取り上げられたことに対する不信感が続いていた。当時はコロナ禍だったこともあり、Aは乳児院での面会方法や頻度などを入念に確認していた。支援者たちは、Aが育児を担っていくことは難しいだろうと考えていた。一方で子どもの育ちに合わせ、その気持ちや発達の課題を受け止めつつ世話をするには、日々体験していくことが早道だ。それを面会交流や外泊だけで補えるとは思えない。しかしながら今のAにできそうなことは限られており、調整の結果、再び、今度はAの希望で子どもは乳児院に預けられることになった。

そして子どもがいなくなると、Aは再びDと生活すると言ってグループホームを出ていった。その後は法人が運営する就労系事業所に時々顔を出しながら、子どもとの面会を続けていた。ネットワーク会議は、今後の子どもの養育にテーマが移ると動きが止まり、単発で必要な情報交換だけが各機関ごとに行われるようになった。

Aは面会のたびに子どもの成長を喜びながら、自分とDとで育てていくことは実際のところ難しいと話した。かといって施設で子どもが育つのは嫌だという。以前私からAに養育里親の話をしたことがあり、家庭的な環境で子どもが育つのならそのほうがいいとAは前向きだった。子どもは面会のたびに大きく成長し、表情も豊かになっていく。当然のことだが一緒に時間を過ごす保育士のほうに懐き、Aが子どもの名前を呼んでも自分のところには寄ってこなくて寂しかったと報告することもあり、Aは自分では育てることが難しいと感じながら、子どもが自分から離れていく現実に、少しずつ養育への希望を失っているように見えた。そしてDとの生活がAの中心となっていき、私たちとの関係はしだいに疎遠となった。

Aの死

それから半年ほど過ぎた頃、Aからまた連絡がくるようになった。

Dは仕事と称して家を空ける時間が増える一方、Aの外出や行き先に関して干渉してくるようになった。携帯で居場所を確認し、自分以外の人と会うなと指示されるので、Aは外出が難しいという。外へ出かけることがなくなり、ますますDとの閉じられた関係が強化される。Aはこれまで何度もDとくっついては離れることを繰り返してきたが、今回はAの母親が、別に住まいを借りる資金を準備するので、Dから離れ、環境を変えてはどうかとAを説得したという。Aも母親の後押しで、その方向へ気持ちを固めているように見えた。DはAの支援者と一切関係をもたないだけでなく、支援者がAと話をすることも嫌がるのでAと直接の接触も難しい状態となったが、Aの入院というかたちの保護を含め、さまざまな場面を想定し介入を考え、準備を急いだ。

しかしそれから間もなくDから私に連絡があった。Aが亡くなったという。

明け方、仕事から自宅に戻りAの姿が見当たらないので探したところクローゼットの中で見つけたこと、前日の夜に何度かAから電話があったのだが、Dは出なかったことなどが伝えられた。

警察も来たのでこれから対応するという話だった。

Dは、独特の認知や考え方があるために他者とのコミュニケーションに課題が多く、孤立しがちだった。DのAに対する暴力は許されないが、咄嗟に私はDが心配になった。〝おまえのせいだ〟という憤りと、〝あんたまで死んじゃったら子どもはどうなるの〟という気持ちがない混ぜのまま、とりあえず警察への対応が終わったら連絡をちょうだいと言って電話を切った。

Aは荼毘に付され、両親のもとへ帰っていった。

Dは再び薬物依存の回復支援施設に入所することとなり、私は残された子どものものを引き取った。

ネットワーク会議はAの死亡に至る経緯を共有し、子どもの里親への委託は児童相談所の検討に委ねられることになった。

それからほどなくして、児童相談所は子どもの長期間にわたる養育が必要であることを総合的に判断し、子どもは養育里親に引き受けられた。またフォスタリング機関から子の出自にかかわる記録として手渡したいものを尋ねられたので、出産直後にAが私に送ってくれた写真と、Aの承諾を得て書いた文章が掲載されている雑誌を渡した。それ以来、私は子どもの消息を知ることはない。Aの短かかったが母親として奮闘した記録と記憶は、それを間近に見ていた人たちの記憶の中にだけ残った。

Aのその後をどこかに書き残しておきたいと思っていた。そのきっかけをくれたのは、数ヵ月前に別のカップルに赤ちゃんが誕生したことだった。

五年ほど前、お互いに薬物依存から離れ生活も安定してきた二人は結婚した。仕事と生活の両立は大変だが、二人でなんとか暮らしていると聞いていた。二人は子どもをもつことを希望していると聞いてはいたが、正直なところ今の生活で精一杯ではないかという気持ちが私にはあった。だが不妊治療を受け、赤ちゃんを授かることができたのだ。

出産を前に仕事（障害を開示していた職場）を辞めたのだが、その後も法人の相談支援事業所を利用するようにしてあった［注1］。私はAの体験もあるので、子どもの世話に関しては周囲の人たちの応援がないと本当に難しいと伝えた。産後しばらくは夫の両親宅で静養するつもりだと明るく話していたが、相談室には区の保健センターと緊密に連絡を取り合いながら二人の変化を見ていくように伝えた。

無事に出産を終えたと連絡をくれてほっとしたのも束の間、赤ちゃんが泣きやまない、どうしたらいいかわからないという連絡が入った。二人だけではどうにもならないという。急いで駆けつけて、それからまた私たちは赤ちゃんのいるカップルの支援を始めた。Aが遺してくれたたくさんの赤ちゃんグッズが、二人の生活に役立っている。

ここに書いた二つのカップルは、四人ともそれぞれに障害を見過ごされる中でつらい体験を重ね、薬物使用を続けることで生き延びてきた。そして薬物使用から離れる中で直面する困難を解決していく練習を重ねてきたのだが、ある時は支援から離れてしまい、大きな問題にぶつかって戻ってやりなおし、の繰り返しだ。子どもを産み育てるのはどのカップルにとっても大変なことだが、より多くのハンディを抱える彼らにとって、時にそれは命をかけるような切迫感のあるものになる。

愛着形成という時、そこにはあるかたちが想定されている。決まった人との継続的な関係、安定していること、淀みがないこと、等々。これに異を唱える人は少ないはずだ。それらはもちろん知っておいたほうがいいし実行できたら素晴らしいが、一方で「間違ってはいけない」というプレッシャーも大きい。だが実際の子育てで私たちは悩み、思うように子どもに接することができず、間違うことが多い。だから子どもが無事に育っていくためには、風通しのよい周囲との人間関係や、間違った時に声をかけあえる〝ゆるい〟つながりを整えていくことが必要ではないか。今さらながらAはあの時、何を感じていたのだろうと思う。私はAが言いたかったことを十分に聞き取れていただろうか。

二人の間に生まれた子どもの育ちを支えるネットワーク会議がスタートした。力を合わせながら、でこぼこの道を進んでいく様子を見ながら私はAのことを想い出し、二人の子育てを付かず離れずで手伝っている。息苦しくなくて、いい加減で温かな子育てを、二人へのサポートを通じてまた、言葉にしてみたいと考えている。

［注1］相談支援事業所とは、障害福祉サービスの利用に際して支援計画を作成するほか、当事者やその家族のニーズを聞き取り、必要な調整を行う機関である。リカバリーは「相談室それいゆ」を運営している。

II

横断するケア

——ジェンダーと居場所のポリティクス

第7章　居場所をめぐる問い——ジェンダーについて知るところから

見えない存在

地域でさまざまな困難を抱える人たちの生活を援助する仕事をしていると、「生きづらさ」はまさにかかわる人の数だけ個別的でありながら、「居場所を失う」という点では、同じ質の苦しさではないかと感じている。

二〇二〇年に始まった新型コロナウイルス感染症の拡大は、それまでも感知されながら、私たちが直視するのを避けてきたいくつかのことを浮き彫りにした。その一つが居場所の問題である。私的領域が就労の場であると同時に、学校に行けなくなった子どもたちの教育の場でもあるという輻輳的空間となった時、誰がどの場所を占有可能であるかということは大きな意味をもつ。また、外出を避ける必要性からそこにとどまる時間が増える時、自分が安心していられるかということも重要だ。そして、先の見通しがつかないコロナ禍の数年間は、共に暮らす者は互いの生活に対してどこまで関心を寄せ合えるかという問いを投げかけた。

そのどれか一つであっても疑問が生じて膨らみ、あるいは苦しさが耐えられないほどの強さに達した時、何が起こっただろう。若い女性たちは夜の繁華街へ流れ出し家に戻らず、二〇二〇年は無職者女性の自死が前年比で大幅に増加し、またドメスティック・バイオレンス（DV）や性被害の相談件数増加が大きな衝撃とともに報じられた。(1) それはこれまで私的領域に押し込まれ、多くの女性たちが言葉にしながらも無視され続けてきたジェンダー差別が、はっきりと可視化された瞬間でもあった。

一方で私はある助成金の申請をめぐり、居場所について再考する機会を与えられた。障害を抱えるLGBTQの人々の暮らしと就労を支援するという趣旨の助成金の説明会に出席した時のことだ。申請書には申請団体と代表者名を記載するのが常だが、用意された申請書の性別欄には男/女の二つしかなかった。助成金の趣旨を踏まえて書式を変更してほしいと参加者より意見が出された。主催者側はその主張を十分理解するとしながら、フォーマット自体は上位機関により定められており変更不可能であると答えた。

今まで何度となく、性別違和を抱える当事者から、社会生活の中で接するさまざまな書類に必ずある性別欄をチェックする際の、複雑な感情について聞いてきた。また、LGBTQの支援団体で活動する人から聞いた、「学校や職場など、表面的には所属している場所があったとしても、本当のことは話せない、話さないことは多いです。だから一応所属という意味ではそこに自分はいるんだけど、本当の自分はいないというか」との言葉が今も耳に残る。

私はこれまで、生まれた時に割り当てられた性と性自認に変化がなく生きてきたシスジェンダー女性を中心に、彼女たちが経験した多くの暴力被害とその影響から回復していく過程をソーシャルワークという立場から支えてきた。この仕事を始めた一九九〇年代は、暴力被害を過誤記憶として葬り去ろうとする時代でもあった。ミランダ・フリッカーは「認識的不正義」について、聞き手が偏見のせいで話し手の言葉に与える信用性を過度に低くしてしまう際に生じる「証言的不正義」と、自分の社会的経験を意味づける際に、集団的な解釈資源このギャップのせいで不公正なやり方で不利な状況に立たされる「解釈的不正義」があるとした。そして前者は信用性の調整における偏見によって引き起こされ、後者は集団的な解釈資源の調整における構造的偏見によって引き起こされるといえるのではないかと述べる(2)。暴力被害を言葉にしたのが女性であったこと、そしてそのようなおぞましい被害は、家庭という安全であって然るべき場所で起こるはずがないという構造的偏見がまさに作用していたと、今となっては振り返ることができる。

そこにある現実が、あると認識されないことが孕む不正義。見えない存在にさせられることがどのように人を追い詰めていくのかを長く見続けてきたが、LGBTQの援助をめぐる一つの場面から、居場所が初めから用意されていない、あるいは構造的に居場所から排除されてしまう人たちの存在に改めて気づかされることとなった。異なる民族や国にルーツをもつ人、そして迫害から逃れ日本へたどりつき暮らす人など、居場所をめぐる困難はまだ十分知られていないことが多くあるはずだ。そしてそこにジェンダーという視座を交差させる時に浮かび上がるものがある。

居場所の乱立と形骸化

さまざまな被害体験を背景にもち、精神的不調や生活するうえでの困難を抱える女性が、社会の中で安全に暮らせる場所をつくりたい。私は精神科病院でソーシャルワーカーとして働いていたが、地域の中に彼女たちを送り出せる場所は極端に少なかった。それが現在運営する居場所を立ち上げたきっかけだ。医療の枠組みでは、患者を一人の生活者として見る視点が非常に弱く、その人が生きる世界や本人が大事にしている価値、あるいはそうしたものがつくられてきた歴史性に関心を向ける専門職も極めて少ない。再発を繰り返すのは治療のどこかに足りていないものがあるからなのだが、何かと患者本人の認知機能が俎上に上げられることが多かった。

病院を離れ、地域にあるアルコール依存症者を対象とした回復支援施設で三年ほど働いた。精神保健医療分野では、まだ本当に地域の社会資源が乏しかった時代だったが、その必要性がしだいに認知され、二〇〇〇年代になると自治体裁量で次々と新たな居場所づくりが始まっていた。

しかし私がその施設を離れることを決めたのは、職員によるあからさまな女性蔑視（ミソジニー）に耐えられなかったためだ。また当時は、自分のジェンダーや専門職性が彼ら男性職員の当事者性を揺さぶり、男性性を危機に陥れていたことを想像できなかった。施設側と決裂し退職することになった私に、一緒に新しい女性のための場所を立ち上げようと言ってくれたのは、ほかでもないその施設を利用していた女性たちだった。

次にぶつかった課題は、支援の枠組みと財政基盤だ。先述したように精神保健医療分野では、治療や支援の舞台を病院から地域へ切り替える政策を後押しする土壌が徐々に整いつつあった。しかしながらこの流れは、あくまで長期入院が問題視されていた統合失調症の人たちを想定したものだった。そして彼女たち自身にも、自分は精神障害者なのかという躊躇い、あるいはそのような呼ばれ方をすることへの忌避感が見えた。彼女たちに自分に起こった出来事を、ようやく「自己責任」ではなく「被害」という文脈で捉えられるようになったばかりだったからだ。障害されたものは多いが、それは自分が望んだものではない。当時（残念ながら今も）、精神障害という言葉は不治不変で危険というスティグマにまみれていたし、一度貼りつけられてしまったレッテルは二度とはがせないのではないかという思いも強かった。しかし、草創期の利用者たちと話し合いを重ねていく中で、これまで目を向けられることのなかった困難を抱える女性たちの場所ができるなら、と精神障害という支援枠組みを施設運営に利用することを決めた。そして、ジェンダーという視座を取り入れながら自分の苦しさと向き合う時間を経て、社会に再び居場所を見つけることを私たちの目標として掲げた。

トラウマとアディクションの両方を同時並行的に、生活の軸で支援するというコンセプトで立ち上げるとしたら、支援は長期化する。そして居場所の継続性が重要となることも、それまでの経験でわかっていた。また、暮らしの場を始めれば、スタッフは二四時間体制でフォーメーションを組むことになり、危機介入などさまざまなスキルとともに、食べることを支えるための食事提供なども必要となる。多岐にわたる支援内容に応え、求められるスキルを一定程度身につけていくには、支援者自身の意欲のみならず十分に生活可能な所得が保障されることも必要だ。そのため財政的には寄付型ではなく助成金事業を選択した。その後、何度かの制度改正を経て、現在は障害者総合支援法による訓練等給付に基づく運営をしている。

これまでを振り返ると、法律が変わるたび居場所の種類が増えるのと反比例して機能は限定的となり、利用できる人の条件は狭められていくように感じる。利用に際して書式さえ整っていれば支援の内容はテンプレでよく、都市部ではコンビニ並みに地域における居場所が増えた。運営主体の多くは営利企業である。一方でこれまで草の根的に活動してきた当事者主体の居場所、あるいは親たちが運営してきた居場所は淘汰されていった。支援枠組みが制度として整備されるほど掲げる理念は形骸化し、柔軟性と包括性を失う。その意味で私たちは今、これまで選択し、依拠してきた支援枠組みと財政基盤によって逆に縛られている。事業それ自体の先見性やインパクトは見えづらくなり、自分たちの支援を根拠法の狭い枠組みに落とし込まざるを得ないという体験をしている。

そして利用者確保のために障害福祉サービス事業者同士が競合するという状況とは対照的に、

困りごとがジェンダー問題のみならず、この社会が抱える構造的な不平等と密接に絡み合うため、支援枠組みの限界が露呈しているのは、ほかでもない若年女性への支援である。

Colabo の支援が示したこと

一般社団法人Colabo《コラボ》のウェブサイト(3)を開くと、簡潔な事業目標と、具体的な支援方法が記載されている。支援対象は主に十代の女性で、さまざまな事情から居場所のない彼女たちが安心して過ごせる場の運営、食事や生活必需品の提供や話を聞くこと、サポートグループへの参加といった活動を通して、本人がより安定した人との関係や暮らしを手に入れる過程に伴走するだけでなく、性的搾取や被害にあうことを防ごうとしている。活動のアイコンとしてよく知られていたのが、新宿歌舞伎町の区役所前に停められていたピンクのバスカフェである。

困っている人の一番の困りごとは、「助けて」と言えないことです。

Colabo はそう彼女たちの状態を言い表す。だから「一緒にご飯を食べよう」と声をかけるのだという。食事の場面を繰り返すことで、言葉が出てくることがあるからなのだが、これは私たちがグループホームの中で体験してきたことと見事に重なる。ただ、グループホームという居場所へのハードルが非常に高いのに比べ、バスカフェの中でお茶を飲む、コスメを試すといったずっと敷居の低いところに支援のかたちを工夫して用意している。

代表の仁藤夢乃は、児童買春が「援助交際」という言葉にすり替えられ人権侵害の事実が見えなくさせられている、また、困難な状況に置かれた少女たちが公的支援を受ける体制が彼女たちの現実に即していないという問題を指摘している。児童相談所の一時保護所に措置されると学校に通えないことが多くなり行動や所持品に制限が加わるなど、本人の意向や希望が叶わない現実もまた、私たちがよく知るところと一致している。何より仁藤が強調するのは、少女たちは自分の困りごとに気づいておらず、一緒に整理してもらえる人がそばにいない、あるいはその余裕すらもてないことが少なくないことだ。まずは大人たちが彼女たちの声を聞き、彼女たちに責任を押しつけるのではなくこの状況を放置してきた責任を感じながら、社会の問題として声をあげることが必要だとしている。(4)

そのColaboが東京都から委託されていた若年女性支援事業において、二〇二二年夏頃から公金の不正受給をしていたというデマがSNS上に拡散され、バスカフェの事業を一時停止する事態に追い込まれたことは記憶に新しい。(5) そして二〇二三年度、東京都は若年女性支援事業を助成金事業に変更したため、Colaboは申請することをやめて独自財源による事業継続に踏み切った。その理由を仁藤は、相談者の個人情報が守られない可能性を危惧してのことだと記者会見で述べている。(6)

Colaboをめぐる一連の出来事が示したのは、既存の支援枠組みが機能不全を起こしているということだ。支援のフォーマットに必要な個人情報が、支援を受けるかどうかすら決まらない段階で収集される（しかも集めただけで活かされない場合が少なくない）。また、公的支援へのアクセスはハードルが高いにもかかわらず利用できる範囲が非常に狭い。これでは困りごとを抱える少女たちに支持されないのは無理もない。そして、彼女たちの判断は残念だが的を射ていると思う。

周囲の大人の都合が自分の生活を左右するような環境で育ち、その都合に振り回され続けてきた少女たちは言葉よりも行動に反応する。大人が自分の言い分にどれくらい応答するかをじっと見ていることを私も何度となく経験した。こちらの気合いや本気度を確かめられることも多いが、本人がしてほしいことを淡々と行うことにしている。しかしこうした支援は、ほとんどが持ち出しで行われる。目立たない地味な仕事だが、誰かが下支えすることを諦めないで続けたからこそ、その先の支援につながることもある。

そして彼女たちからは既存の支援枠組みだけでなく、私を含めた専門職のあり方もまた、機能不全を起こしてはいないかと問われているように思う。

支援現場のポリティクス

リカバリーを利用する人の多くは、過酷な暴力を生き延びた背景をもっている。

現在の根拠法に準拠した支援枠組みにとどまらず、必要であれば対象者のニーズに応えることを法人のミッションとしているが、支援現場は待ったなしの案件が多く、スタッフたちは目の前のことに追われ中長期的な視点をもつのが難しい。とくに、制度のはざまに落ちてしまう事例を前に何もできなかった、あるいはせっかく使えそうな社会資源につなげても受け入れ先が対象者の言動に反応し契約を切られてしまうといった時は、徒労感が大きい。援助専門職の中にもたくさんの思い込みや偏見があるので、いちいち腹を立てていると何より本人を困らせることになってしまう。制度や機関の限界を踏まえつつ、制度の不備に対してどう論理的に発信することが圧力となるかを考えること、また機関に対してこちらが妥協できる地点を先に開示し、先方と折り合えるよう粘り強く交渉することが必要だ。支援現場ではこうしたポリティクスが非常に重要となる。

事態を一層複雑にするのが、制度に組み込まれているジェンダーバイアスである。また支援機関における家族信仰は根深く、性別役割分業も当たり前で、事例における連携会議ではしばしば前提とされてしまう。だからまずはここから、行政窓口や関係する支援機関に過剰に反応されないような〝静かな異議申し立て〟を始める必要がある。並行して、困難を抱える本人の中に深く浸透してしまった「自己責任」の罠をほどく作業と、今後の希望に向け行動していくエネルギーをチャージする作業を進めなくてはならない。

だが、さらに気がかりなことがある。多様なメディアを媒介して「権利や福祉への依存」は問題だとさらしていき、貧困状態にある人の暮らしぶりを批判するだけでなく、生活の細部が適切に統制されればその状態から脱出できるはずだとする言説が浸透しているのは、イギリスやアメリカだけではない。アンジェラ・マクロビーは多くのテレビ番組がこれに加担してきたと述べる。またほかの研究を参照しながら、国家による補償やケアの衰退と同時に、レジリエンス、マインドフルネス、自助といった技術がうつ病の人々を仕事に復帰させる方法となり、気づいた時には職業訓練センターに移植されていたという[7]。自己責任と自助努力のイデオロギーに心理学の知見もまた組み込まれ、新たな自己統制の手法として自称専門家が推奨する通りに消費されるのだとしたら、その時私たちは声をあげるべきだろうか。

現在の日本において困りごとは細分化され、対応する相談窓口や支援が公的機関から民間へと委託される状況がある。委託先の支援レベルは玉石混淆であり、また包括・継続という視点がもちづらいなど課題も見える。加えて従来のような対面による相談がオンライン相談に取って代わられ、申請書をすべてダウンロードし記入後に送信するというシステムをまずは利用するよう促される。その利便性を享受できない人にとって最大のハードルは、情報収集や利用以前の〝アクセス〟にある。そうした人がたどる一つの結末が、ケン・ローチ監督による映画『わたしは、ダニエル・ブレイク』(二〇一六)で描かれている。そこには二人の子どもを育てるシングルマザーも登場し、社会の中で分断させられる人たちの様子が克明に描かれた。

上野は言う。ジェンダーは「学問的に中立的」な概念どころではない。むしろあらゆる学知のジェンダー超然性に挑戦する、破壊力と生産力をもった概念だと。そして、今日あらゆる分野で、ジェンダーだけで対象を分析することはできないが、同時にジェンダー抜きで分析することもできなくなったと。(8) 現状を変えていくためには、どこから何を始めたらよいか。そう支援現場で専門職に聞かれたら、私は間違いなく「ジェンダーについて知るところから」と答える。後悔しないで現場を支えるには、それしかないと考えている。

文献

(1) 内閣府男女共同参画局「コロナ下の女性への影響について」二〇二一年(https://www.gender.go.jp/kaigi/kento/covid-19/siryo/pdf/eikyo.pdf)
(2) ミランダ・フリッカー(佐藤邦政監訳、飯塚理恵訳)『認識的不正義―権力は知ることの倫理にどのようにかかわるのか』勁草書房、二〇二三年
(3) 一般社団法人Colabo ウェブサイト(https://colabo-official.net)
(4) 仁藤夢乃「少女たちが性犯罪の被害に巻き込まれていく」合同出版編集部編『わたしは黙らない―性暴力をなくす三〇の視点』合同出版、二〇二一年、四一―四四頁
(5) 小川たまか、安田浩一「『Colabo バッシング』とは何なのか」『世界』九七〇号、二〇二三年、七〇―七八頁
(6)『『支援、成り立たない』Colaboが都の事業内容変更を批判―SNSから溢れ出すデマと陰謀論』朝日新聞

デジタル、二〇二三年六月一日（https://digital.asahi.com/articles/ASR6165LPR61UTIL01H.html）

（7）アンジェラ・マクロビー（田中東子、河野真太郎訳）『フェミニズムとレジリエンスの政治――ジェンダー、メディア、そして福祉の終焉』青土社、二〇二二年

（8）上野千鶴子『差異の政治学　新版』岩波現代文庫、二〇一五年

第8章　愛を期待はしない——ケアとジェンダーの視点から

ケアをめぐる犠牲と沈黙

久しぶりに会った友人と仕事の話になる。友人は強度行動障害を伴う自閉症者の入所施設で仕事をしているが、今春（二〇二四年）は職員の離職に歯止めがかからず、中堅の職員が応援のかたちで複数の施設へ派遣され、ローテーションを組みながら当直をしているという。二〇二〇年に始まった新型コロナウイルス感染拡大期には、入所者の感染が続出し何度か施設自体が閉鎖になった。職員である彼自身も二回感染しながら、言語による意思疎通が困難な入所者の生活援助を続けていた。終わりの見えない感染対策と、自分のルーティンが阻害されることに不安となりがちな入居者のケアとの両立で、かなり疲弊していただろうと想像する。

「誰かが死ぬとかじゃないかぎり、空きは出ないんだよね」

食事をしながら友人が入所の状況に言及する。入所者の多くは養護学校を卒業後、通所施設を利用しながら地域で家族のケアを受けて生活する。ケアの担い手はほとんどが母親だ。身体も大きくなり、本人の要求がうまく通らない時に癇癪を起こすこともあり、制止するのは負担が大きい。また本人を連れての買い物や病院受診に公共交通機関を使うのが難しいなど、生活に伴う雑事に対して家族はさまざまに工夫しながらも、徐々に疲弊していくのだという。家族によるケアの限界だ。一方、入所を何年にもわたり待つのは、強度行動障害を伴う自閉症者の居宅支援を行う事業所の数が十分ではないのが理由だ。背景には人材の課題がある。ケアの担い手は社会福祉学を学んだ人たちだが、対象者を理解しながら同時に精神的な安定と暮らしの充実を図るという高い理想に対し、現実が追いつかない。着任から数年も経たないうちに半数以上が離職するという数字がそれを物語る。

ＪＷＬＩ（Japanese Women's Leadership Initiative）は、日本のさまざまな分野で活動する女性リーダーのグループである。私と共にそのメンバーであるＦさんから、一緒に事業を開催してほしいと依頼を受けたのは二〇二三年夏のことだ。

彼女には視覚障害があるのだが、障害女性は障害者差別と女性差別が重複・交差した〝複合差別〟を受けていると、その詳細について教えてもらったのは五年ほど前になる。一九八六年に障害女性のエンパワメントと優生保護法撤廃を目的に立ち上がったＤＰＩ女性障害者ネットワークは、二〇一一年に障害女性に関する全国の実態調査と、男女共同参画社会基本法、DV防止基本計画を検証する制度調査を行い、翌年報告書としてまとめた。そしてそれから十年が経過する中で新たに取り組まれた活動の記録を加え、新しい報告書[1]が作成されたことを機に全国五ヵ所で報告会・学習会を開催することになった。

報告書を読むと、障害女性の性暴力被害の実態に息をのむ。女性に障害があるとわかって加害に及ぶ例だけでなく、介助現場や福祉施設、医療の場といった明らかにケアが介在する場で起こる例が少なくないことを知る。しかもこれらの場にいることを回避するのは難しく、ケアを受けていることで加害者の立場が強くなり関係の継続が前提となるため、抗議や訴えも難しいことがうかがえると報告書は指摘している。また障害のため、走って逃げることができない、声や顔で加害者を特定できない、判断力がないと見なされる、自分の立場の弱さを知っているなど、障害女性の弱みにつけこむ加害者が多いと伝える[1]。同じ状況は海外でも報告されている。被害にあった障害者が支援を求めようとしても、物理的なアクセス、そして情報へのアクセスが十分でないこと、加害者の多くが介護者等であるためその場から離れることが難しいことなど、被害者の置かれた状況に配慮した支援体制が構築される必要も指摘されている[2]。

さらに報告書は、障害女性のリプロダクティブヘルス&ライツ（性と生殖に関する健康と権利）についても言及する[1]。障害者の同意なしに強制された不妊手術をめぐって被害者らが国に賠償を求めた裁判で、二〇二四年七月、最高裁判所大法廷が札幌などの裁判について「旧優生保護法は憲法違反」とする初めての判断を示したことも記憶に新しい。

少子高齢化に歯止めがかからないこの国では、女性に対して子どもを産み育てることへの期待が今も大きい。しかしながらその期待はあくまで女性が健康であり、かつ健康な子どもを産むことを前提としている。視覚障害をもつFさんは、妊娠した時中絶するよう周囲から勧められた。目の見えない女性に子どもが育てられるわけがない、子どもが可哀想だという声に抗うのは容易ではなかったという。

ケアに疲れ障害のある子どもの施設入所を待つ母親、一方で障害があり女性であるがゆえに性的被害にさらされる障害女性が直面する現実、そして産むことを選択した場合に立ちはだかる障壁。三つのエピソードはケアをめぐる犠牲と沈黙について、この社会の現実を示すものである。

熊谷[3]は、親と子どもどちらかが犠牲になる「ゼロサムゲーム」を繰り返してはならない、親子双方をネグレクトしている社会の問題こそ問わなくてはいけないと指摘する。双方が犠牲から解放されるために重要なのは、ケアする側もケアされる側も生きていくための依存先が極度に絞り込まれ、依存先そのものを奪われている状況にあるという視座を獲得することだという。

また熊谷は障害女性が置かれた状況を、女性はケアの与え手というステレオタイプ、障害者はケアの受け手というステレオタイプの間で、この両者が不協和音を起こす存在様態を背負わざるを得ないものだと指摘する。そしてケアを受けることが社会的にも自明視されず自認もされにくい状況に置かれてきた障害女性固有の苦しみは、まだ十分に語られていないとする。障害女性が抱えている苦しみは、「解釈的不正義」(4)の状態に長らく置かれ言語化されなかったがゆえに、「なかったこと」にされてきたのではないかというのだ。(3)

子どもを産まない

「産まないと周囲に明かし、否定されたことでできた心の傷は、かさぶたになる。(中略)(この本を作る過程は)かさぶたになっていた傷をひとつずつはがすことでもあった」

若林(5)は子どもを産まない女性たちのそれぞれの背景をインタビューで拾い上げながら、産むことを迫る社会においてあえて産まないことを表明する自身に対し、投げかけられた言葉とそこで起こる葛藤を時系列で振り返る。また昨今の不妊治療の進歩は、産まないという現状の先延ばしを可能にする反面、子どもを産むことをどこまでも求めてくる側面があり、治療に終止符を打つことの困難さをもたらす。そして産まない性である男性の「子どもが欲しい」という発言によってもまた、産む性である女性は引き裂かれると指摘する。若林は「子どもを産む/産まない/産めない」を女たちの分断・対立の契機にしないことの重要性だけでなく、子どもを産まないことを女性たちが安心して言葉にできる場がまだこの社会に少ないことを指摘し、そのような場の必要性を提唱する。

一方、イスラエルの社会学者でありレイプ危機センターにもかかわる社会活動家のオルナ・ドーナトが二〇一六年に出版した『母親になって後悔してる（原題：Regretting Motherhood）』[6]が二〇二二年に訳出された時、これまで女性たちの心の内側にありながら、発することを禁じられていた言葉が放たれたことにドキリとした。しかし衝撃的なタイトルとは対照的に、インタビュー調査に応じた女性たちが投げかける言葉は、日本で暮らす私たちにも重なることが多く示唆に富む。

ドーナトがイスラエル（女性は平均三人の子どもを産むという）で調査を開始した二〇〇八年以降、このイシューは大きな反響を呼んだが、その多くは、母親になることを後悔するような女性は、利己的で頭がおかしいか不道徳といった、過剰ともいえる熱を帯びた非難と一方的な決めつけだった。言い換えればそれほど社会が自明視してきたものに異を唱えることに対する、人々の恐怖に近い感情が見え隠れする。しかしドーナトは、感情を権力のシステムに対抗する手段だと捉えるなら、後悔とは一種の警笛であると述べる。女性がもっと楽に母親でいられる必要があると社会に警告を発するだけでなく、生殖をめぐる駆け引きと、母親になるという義務そのものを再考するように促している[6]。

私たちをはじめ多くの社会が女性に産むことを期待し、同時に育児をセットとして要求する。完全に子どもを中心として、世話をし愛情と関心を示し続け、そして社会に適応することについて手本を示しつつ、子どもが母親の手を離れていった後もその人生に責任をもち続けるよう奨励される。その意味で母親になるとは、母親になった瞬間から母親であり続けることを意味する。

ドーナトは次のように述べる。[6]

常にわが子に縛られているという体験は、要求の多い現代の母親像の影響であり、「良き母」は、文脈に関係なく、常に母であり続けることを意識の最前線に置いている。しかしこれは、「お世話の時間」——母としてのふるまいを始めとする、主に女性によって行われる感情的な労働——は、「時計が示す時間」とは異なり、通常は始まりも終わりもないことを示している。世話をすることは、他の活動に織り込まれ、女性は常に、心配する対象——注意を払い、忍耐し、対応を必要とする——を抱え込む。何をいつどのように行うかを決めるのは、時計ではなく、世話をする相手のニーズである。

また多くの女性と母親たちは家の外での有給労働と、家の内での無償労働との間で多くの葛藤に直面する。たしかに子どもの養育をめぐる負担を軽減するさまざまな制度が整備されることは必要だが、しかしたとえそうであったとしても、「誰の母でもない自分」でいたい女性たちは存在する。ただ、今なおそれは困難な道であり、子どもをもたないことへの脅かしと制裁に耐えながら生きるとしたら、それは選択肢が存在しないことと同じである。ここにも、長い間「解釈的不正義」の状態に置かれてきた女性たちの苦しみがある。ドーナトの調査は、「母親になったことへの後悔」を言語化したことで、その存在を見えるものにした。女性が自分の身体や生活の主体であろうとする時、さまざまな道がありまた感情があること、それらが複雑で入り組んでいることを知るのは有益であろう。たとえば迷い引き返すにしても、新たに道を拓いてみようとする時にも、すでに語られた体験が私たちを支えるのは明らかなのだから。

ケアを編みなおす社会へ

私たちは生まれ落ちた時から、常に多くのケアを受ける存在であるという生物学的宿命を負っている。直接的な身体ケアを不要とする時期はあっても、病気や事故などにより再びそれを必要とする場合や、思いがけぬ自然災害によりライフラインを絶たれる時、私たちの心や身体がいかに脆弱で、普段は意識しない多くのケアに支えられているかを痛感する。そして何らかの疾患や障害により、常時誰かのケアを必要とする人もまた私たちの社会には多く存在する。その意味で、誰一人としてケアを必要としない人は存在しないともいえる。

しかしケアはしばしば構造的に目立たず、意識されづらいものとして機能するようにつくられている。だから人目につきづらいところで淡々とした、それでいながら誰かが絶対担わなくてはいけないものであるにもかかわらず、自分には関係のないもの、自分とは遠いところにあるものとして認識される。いや、そのように認識できる特権をもつ人とそうでない人にとって、ケアをめぐる感覚も見えている景色もまったく異なると言ったほうが正確かもしれない。

新型コロナウイルス感染拡大が起こった二〇二〇年以降、私たちの社会がいかにケアに依存しながらもこれを軽んじ、女性たちにその多くを押しつけてきたかが明らかになった。有給労働における非正規雇用の七割を占める女性労働者は多くが職を失う一方で、無償労働における時間の長さはますます女性を家庭という限定的空間へと押し込めた。また五十代女性無業者の自殺率が突出していたことと、ケアをめぐる状況を結びつけると、何が浮かび上がるだろうか(7)。またどんなに厳しい状況でもケアを止めるわけにいかない高齢者や障害者支援の現場では、多くのケア労働者が精神的に疲弊した。職場を去る者は罪悪感を覚える一方で、残された者たちは自分の感情を麻痺させ業務にあたった。

このように「ケアの倫理」とは、ケアとケア関係が維持されるためにどのような判断、態度、そして思考を必要とするのか、そして社会全体でいかにケア関係を最良のものにしていくのかをめぐって、主にフェミニスト研究者たちによって見出され、論じられてきたものだ(8)。岡野はパンデミックを経験した私たちが、今後ケアを社会の中心に据えた、ケアに満ちた民主主義のかたちを立ち上げていくことなしにこの先を生き延びることは難しいだけでなく、各自がこれに関与する責任があるという。「ケアの倫理」をいかに社会構想につなげていくかについて多くの著作を著してきたジョアン・トロントによる次の問いかけは、私たちの生活と地続きの政治に関する、私たちのコミットについて問う(8)。

> ケア責任について、いかに社会的にみなで担っていくかを論じ決定していくことを、わたしたちが政治の第一の課題として考え始めるならば、たとえば子どもたちが通う学校の時間割の決定や、子育てや介護により時間を多く割かなければならない状況になることを考慮に入れた労働時間を設定することこそ、政治的な決定となるのではないだろうか、と。市場で多くを生産できているかに見える労働者の働きは、彼女たち・かれらがそうした労働に集中できるよう支える、その他の多くの働きや営みによって可能となっている。政治とは、こうした網の目のように広がる社会的な働きについて、個々の働きを注視しつつも、それらのつながりをよりよい形で維持できるように考えることである。政治をそのように捉え始めるならば、育児や介護で疲弊していたり、あるいは低賃金に喘いでいたりする人びとの生活のどれ一つとして、政治は無視することは許されないはずである。そうした事態は、社会の周辺に置かれた人びとの個別的な問題ではなく、わたしたちの社会のつながり方の間違いそのものであり、社会的不正義の問題として同じ社会に生きるわたしたち一人ひとりがその責任を免れない政治的課題である。（強調引用者）

私たちはケアを、あまりに無自覚に愛を媒介としたよきものとして想像し、それを再生産するような仕組みをつくってきてしまった。また愛を仲立ちとすることで、ケアが私的領域内のことであるかのように見せて、その政治性を問わずにきてしまったのかもしれない。その結果、二者関係に閉じ込められることになり行き場を失ったエネルギーは、往々にして支配と暴力という関係へ転じることになった。その反省も不十分なまま、私たちは現在もまだケアを〝愛の仕事〟にとどめたい気持ちを抱えている。

しかし少しずつではあるが、新たにケアを論じようとする動きは、互いへの想像力を駆使した先にある「関心と承認」を軸にしているように見える。また他者のニーズだけではなく、私のニーズにも応答するようなゆとりが前提となり始めている（これまでケアはしばしば自己犠牲の言葉で語られてきた）。そして何より、誰もケアなしでは生きられないし、誰もがケアに対して責任を負う存在なのだから、その意味では私たちは平等である。もう、ケアは貶められなくていいのだ。

ケアを編みなおす時期が来ている。

愛を期待はしないで、私たちの関係を一つずつ振り返るとしたら何が見えるだろう。もう手を離してよいものと、より深くコミットする関係とが区別されるだろうか。また直接的なケアを交換するだけでなくその状況を支えるためのケアが、トロントの言うように網の目のように社会には広がっているが、今の私たちの暮らしはどのようなケアによって成り立っているのかを意識してみることは必要かもしれない。

そしてケアを社会の中心に据えて小文字の政治を見ていく時、これからは愛というよりもむしろ、「つながりの作法」がますます重要になるに違いない。

文献

（1）ＤＰＩ女性障害者ネットワーク『障害のある女性の困難—複合差別実態調査とその後の一〇年の活動から』二〇二三年
（2）岩田千亜紀「障害者へのＤＶなどの暴力についての国際的な動向と課題—文献レビュー」『東洋大学社会学部紀要』五五巻、二〇一七年、四三—五五頁
（3）熊谷晋一郎「来たるべき知のために—ジェンダースタディーズと障害学の交差域」大嶋栄子、信田さよ子編『あたらしいジェンダースタディーズ—転換期を読み解く』（『臨床心理学』増刊一五号）二〇二三年、五六—六四頁
（4）ミランダ・フリッカー（佐藤邦政監訳、飯塚理恵訳）『認識的不正義—権力は知ることの倫理にどのようにかかわるのか』勁草書房、二〇二三年
（5）若林理央『母にはなれないかもしれない—産まない女のシスターフッド』旬報社、二〇二四年
（6）オルナ・ドーナト（鹿田昌美訳）『母親になって後悔してる』新潮社、二〇二二年
（7）内閣府男女共同参画局「コロナ下の女性への影響について」二〇二一年（https://www.gender.go.jp/kaigi/kento/covid-19/siryo/pdf/eikyo.pdf）
（8）岡野八代『ケアの倫理—フェミニズムの政治思想』岩波新書、二〇二四年

第9章　ねじれる援助希求——ケアの両義性

援助希求あるいはニーズという言葉の前に

原宿カウンセリングセンターの顧問である信田さよ子さんとオンラインで対談する機会があった。二人に共通する関心事であるアディクションや暴力、あるいはトラウマについて過去にも何度か対談したが、今回は「ケアとジェンダー」というテーマだった。本書でも女性依存症者が慢性的な逆境体験の中で身につけてきた感情や、思考、行動のパターンを脱学習することの困難さについて書いているが、ケアを必要としているように見えるのに、本人のニーズが立ち上がらないのはどうしてか、そんな状況を話してみたいと思った。

森田は、アディクションにおける直接的な認知には二つの問題があるという。一つ目は依存対象（アルコールや覚醒剤、処方薬やギャンブルなど）の使用をめぐる悪循環にかかわる認知の問題、二つ目はアディクションのサイクルが成立する背景にある人間関係や自尊心に関する認知の問題である。以下は、森田による二つの認知の概要とその関係性についての記述である[1]。

前者は、依存対象を使用することで嫌な気分を取り除くだけでなく、楽しい気分をより楽しいものに高める、またアルコールと薬物を一緒に使うことで楽しむといった効果を得ることができる。そして使用を繰り返していく中で、効果への期待が認知・学習され固定化していく。一方、依存対象の常用は耐性や慣れを生じさせ、これをやめる時に生じる離脱症状が、再使用を促す大きな原因となってしまう。そして、初めに得られた効果が短期的なものに過ぎないと徐々にわかりつつ、離脱症状を打ち消すためにまた使うというパターンが生じる。これが悪循環である。依存症者のこうした悪循環は周囲には問題と思えるが、本人は否定することが多い。また表面的には本人が好きで使っているように見えるのだが、もはや抜け出すことができなくなっており、実はギリギリの状態にある（森田はその証左として、使用時および断薬後の自死や事故死の多さについて述べている）。

二つ目はトラウマや生育期の体験に基づく認知の歪みだが、その中でもアタッチメントの形成過程で内在化される内的作業モデルが認知に影響を与えている。アタッチメントは発達心理学の概念だが、子どもが不安な時に、養育者へ接近し、声かけや接触などによって安全感や安心を回復していく。こうした交流が繰り返されることでアタッチメントのパターンが内在化され、さらに内的作業モデルとして構成される中で、その人の認知行動のパターン（スキーマ）となって定着する。ところが、養育者が安全基地としての役割を果たせない場合、アタッチメントは不安定型となり、とくに虐待などを受けた場合には未組織型（Disorganized type）になる場合が多いという。そうしたアタッチメントパターンをもつ人は不安な場面であってもケアを求めず、危ない行動をとる、フリーズする、養育者に過度に従順になるなどの特徴が報告されている。欧米の研究では、薬物依存症者において安定型のアタッチメントを形成できた者が少ないとされ、反対に、本人にとっては必ずしも安全とはいえない相手へのアタッチメントが強くなる。

一時的にアディクションを止めるためには、離脱期の身体的な管理と同時に、精神的な再使用の引き金を認識して効果的な対処行動へと切り替えていくことにより、（使わずにすんだという）成功体験を積み重ねながら自分に対する肯定的な認知を強化することが、ある程度役立つ。しかし長期的な回復という点では、幼少期に形成された内的作業モデルを含む不適応スキーマを改善する必要がある。また物質使用による〝束の間のアタッチメント〟から離れ、人との間に安定的なアタッチメントを構築し、やがて自分自身の中に安全基地を確立していくことが重要だが、これらは生活の再建を通じて達成されていくという。

まさに私たちの仕事は、具体的な暮らしの細部に宿る〝安心〟を通して、彼女たちの関係性における親密さの認知を変えていくことだ。

先の対談では、事前に信田さんから上野の「ケアにおける四つの権利」を提示された。ここでは、これまで行ってきた援助を「ケアの権利」という視点から捉えなおすことで、その非対称性と暴力性、同時に「わかりづらい〝助けて〟」について考えたことを述べてみたい。

ケアにおける四つの権利——ケアの人権アプローチ

まず上野の『ケアの社会学』より、「ケアにおける四つの権利」について確認しておく。五〇〇頁近い大著の冒頭部分で、上野はメアリ・デイリーのケア定義を採用する理由を述べている。これは、依存的な存在である成人または子どもの身体的かつ情緒的な要求を、それが担われ、遂行される規範的・経済的・社会的枠組みのもとにおいて満たすことにかかわる行為と関係を指す。そしてデイリーが提唱した「ケアの人権アプローチ」では、ケアの権利は次の三つの集合から成るという。

①ケアする権利
②ケアされる権利
③ケアすることを強制されない権利

しかし上野は、「強制性の有無を基準に『積極的なケア』と『消極的なケア』とを対比させるならば、『ケアする側』に対してだけでなく『ケアされる側』にも『ケアされることを強制されない権利』をつけ加えなければ論理的には一貫性と網羅性を欠く」として、四つ目の権利を付け加えた。

④ケアされることを強制されない権利

上野はケアそれ自体が常に「よきもの」ではないという。そして四つ目の権利は、過度のケア、不適切なケア、ケアされる者が望まないケアは抑圧や強制となり、「ケアする権利」が「ケアすることを強制されない権利」と表裏で結びつくように、「ケアされる権利」は「ケアされることを強制されない権利」と結びつくことで、ケアの受け手の自己決定権を保障するという点から見ても重要だと述べる。また上野は、ケアする側とされる側の関係は常に非対称なのだということにも注意を促す。ケアは与え手と受け手の相互行為とはいえ、決して互酬的でも対等な交換でもないために両者の間に債権・債務関係を発生させ、結果としてケアの受け手が弱者となると指摘する。(2)

本章ではとくに四つ目の「ケアされることを強制されない権利」と、私がしばしば女性依存症者、そして重篤な暴力被害のその後を生きる女性への支援でぶつかる「わかりづらい〝助けて〟」との関係に着目してみたい。ケアされる権利を有しながら、それを過不足なく受け取ることができなかった子ども時代を過ごし、その後も身近な人から暴力を受ける不安な場面であってもケアを求めず、むしろ自分をさらに傷つけるような危険な行動をとる人たちと付き合う以上、避けては通れない課題だ。

ケアは望まれていないのか――ねじれた〝助けて〟の表出

そもそも私が彼女たちと付き合うことになったきっかけはアディクション問題との出会いに遡る。私の仕事は、勤めていた精神科病院を受診する患者さんとその家族が抱える不調や悩みごとを聞き、医師の診断を確認しながら療養生活の調整や社会復帰の準備を進めることだった。少なくともその頃、ケアの提供を真正面から拒絶されることはなかった。

たとえば、混迷状態にあり医療保護入院になる人を看護師らと取り囲み、病棟に向かって一緒に歩く時、その人の緊張の中に怒りが見え隠れする。しかしその後、病状が落ち着いて穏やかさを取り戻すと、「あの時はつらかったけど、今は入院してよかったと思っている」と本人が話してくれる。そうした言葉は、たとえ精神状態が悪い時でもケアの必要性をできるだけ丁寧に説き、どのような治療を行うのか説明し可能な限り同意を得るという治療スタッフとの関係の中から生まれたものだと思う。しかし、ケアの対等性が保障されていないことから多くの衝突も見た。しかも関係が途切れる際に、医療者側がしばしば患者の病名をその理由に挙げることがあり、それを聞く私は複雑な思いを抱いた。

間もなく病院を退職し、地域生活に軸足を置いたソーシャルワークを始めた。開業すると、援助の枠組みやその内容、すべてを自分で考え決めることになった。当時は有給スタッフを二名雇う余裕しかなかったが、開設当初に利用していた女性たちとわいわい話しながらアイデアを出し合うのは楽しかった。支援対象を初めからアディクション問題を抱える人に限定せず、「さまざまな被害体験を背景に抱え、精神的不調や障害に苦しむ女性（のちに男性も）」とした。なぜならアディクション問題だけでなく、リストカットも、過食嘔吐も、DV関係から離れられないことも、母親の世話を止められないことも、嫌な気分や不安を取り除いてくれる効果に依存を深めていくことによって束の間のアタッチメントを求めるという、彼女たちなりの〝助けて〟の表出の一つだからだ。彼女たちは「苦しい」と言いながらそれを続けている。なんとか状況を変えたいと話すが、こちらが勧める〝自分助け〟の方法はなかなか採用されない。今にして思うと私たちは、向う見ずにも、彼女たちの内的作業モデルを含む不適応スキーマの変容に挑戦しようとしていた。

無茶な試みにもかかわらず希望がもてたのは、周囲に暴力被害のサバイバーがいて、その変化を見ていたことが影響している。そして法人を利用するメンバーたちが、悩む間もなく次々と問題を起こしては「何が起こっているのか」「どうしたらいいのか」という問いを私たちに突きつけてきた。そうした問題の一つひとつを片づけていると、「もう付き合えません」と言われるのではとこちらの様子をうかがう彼女たちがいる。もちろんほかのメンバーへの直接的暴力など、許容できないことにはノーと言う。だがノーなのはその行動であって、彼女たち自身ではない。

このような症状を使っての〝助けて〟に、私を含めスタッフたちは鍛えられていくことになった。時には直接、ネガティブな感情をぶつけられた。複雑性PTSDの回復過程では、こうした感情の発露はやむを得ないし、暮らしの落ち着きが関係するので、よい兆しともいえる。それを頭ではわかりつつも、ぶつけられる怒りや憤りなどは心身の奥深いところに澱のように溜まっていく。自分の身体を感じ、筋肉の緊張をリセットするソマティクスを始めたのは、実は彼女たちのためだけでなく、私たちスタッフのためでもあった。

また、法人の事業が十年を超え継続される中で、少しずつ社会へと戻っていく人たちが出てきた。そのうちの何人かは数年間社会で仕事をした後に、ピアスタッフとして法人に戻り働いている。彼女たちは時々、自分がサポートされていた当時のことを教えてくれる。以下に紹介するのはそんなやりとりの一部だ。

・自分でも、「このままではまずい」とわかっている。でも何かを〝変えていく〟というのがすごくエネルギーのいることで、どうしようもなくなるまで動けなかった。その間は、スタッフの提案を受ける／受けない、の二択しかない（と思っていた）ので連絡ができなかった。ただ、いよいよどうにもならない時には、自分には電話する相手がいるという気持ちが残っていた。

・スタッフは「相談してね」ってよく言うけど、それが難しい。自分が困っていることすら、自分ではわからない。全然違うことで話をしているうちに、「ああ、自分はこのことで困っていたんだ」って気づくことも多かった。「相談してね」はハードルが高い。

・自分に何が起こっていた（いる）のか、まったくもってわからなかった。スタッフに言われることも、自分のことではない誰か他の人のことみたいに思えた。周りで笑っている人たちがいて、何が面白いのか、感じることもできなかった。親切にされると怖かった。悪いことがその倍になって返ってくると、身体が勝手に反応する（固く緊張する）のが何年も続いた。

こうした「今だから言えるけど」というピアスタッフたちの体験は、ケアされることを望みながら同時に怖れてもいるアンビバレントな感情と、ケアがコントロールにも思え緊張し反応する身体とが、支援の対象としてきた女性たちに併存していることを改めて教えてくれる。たしかにねじれた様相の〝助けて〟は待ったなしであることが多いので、こちらも付き合っていくエネルギーが果てしなく必要に思え、一瞬怯んでしまうことがある。ただ、ケアをまったく拒絶しているのではなく再び支配や強制にさらされるのを怖がっていること、受け入れてもいいケアとそうでないケアを自分で決めていいなんて彼女たちには想像もできないことなどは、簡単にはわからない。

ケアとは、それを必要としているはずの人の目に、どんなものに映っているのだろう。そして、過去に不適切で過度な、そして望んでいないケアを体験している場合には、そこにどんな怖れが加わるのだろう。アディクション問題をはじめ束の間でしかないアタッチメントから、「〝ちょっと寂しい〟がちょうどいい」といった、すきま風が吹くけれど一人でも安心できるところに至るまでの道のりは決して平坦ではない。私たち援助者がすべきことは、ねじれた〝助けて〟の背後に隠れているケアへのかすかな希望を、本人を主体として立ち上がらせていく手伝いなのではないか、そんなことを考えた。

ケアの両義性

信田さんとの対談の最後に、ケアの両義性に関する話が出た。彼女は一九九九年に出版した『アディクションアプローチ』(3)において、すでにアディクション問題ではよく知られているイネイブリングという現象に、ケアの観点から着目してきたという。それは、アディクション問題が本人および家族の生活を脅かすようになっても、その状態を結果として維持することにつながってしまうような一連の行動を指すのだが、そこから派生して、ケアは時に人を殺しかねないという話になった。

一方、私がケアの両義性について考えるきっかけは、信田さんの『母が重くてたまらない』(4)、そして『タフラブという快刀』(5)の二冊の影響が大きい。また、ケア労働を無償で押しつけられてきた女性たちの呻吟と、ケアを通して気づくケアされる側への思いが複雑に入り混じる様相、ケア体験が労働市場からケアの担い手を排除する構造を描いたE・F・キテイによる『愛の労働あるいは依存とケアの正義論』[6]にも触発されてきた。

ケアは常によきものとは限らない。ケアする側とケアされる側の非対称性を前提に、ケアされることを強制されない権利の行使を担保する関係性とはどのようなものだろうか。

一つの手掛かりがあるとすれば、それはこうした問い自体を、「ケアする－ケアされる」といった二者関係の中に閉じ込めないことなのではないかと思う。たとえば上岡陽江さんは、たくさんの女性依存症者、中でも刑務所へ行く体験を繰り返す女性たちに向けて子育てに関する冊子をつくる際に気をつけた点について、次のように述べる。

「(冊子をつくるにあたって) コンセプトにしたのは、『お母さんに恥をかかせない子育て冊子』でした。(中略) キラキラした子育て本は、自信をなくすんですよね。だからその冊子を読むと、みんなが上から目線になれる、『私はここまでひどくない』と思えるようなものにしました。(中略) 家族がすでに壊れていて、お金も時間もなかったりするのに、子育てでなにか要求されてしまうのはきつい。たいへんな人ほど、それがいえなくなってしまうと思うんです[7]」

私は上岡さんがこの冊子をつくる際に相談を受けたが、まさに〝とんでもない〟エピソード(笑うに笑えないが、どれも体験に基づいている) が満載だった。できあがった後、実際にその冊子を女子刑務所で使ってみたのだが、受刑者たちからは笑いとともに、さまざまな失敗談が語られたことを思い出す。そして失敗は決して恥ずかしいものではなく、隠さなくていいことを共有できたことが何より嬉しかった。自分だけではない。このようにケア関係における体験を他者にひらき共有していくことで、関係が閉じられずに解けることを願う。

そしてもう一つ大切なのは、そのようにきつい状態へ自分たちが追い込まれていくメカニズムについて、きちんと知らされる機会をつくることだと考える。日本において男女間に広がる賃金格差が女性にもたらした不利益、無償のケア労働が女性により多くの負担を強いているにもかかわらず構造が変わらない現実、そして私たちがこうした理不尽さに対して声をあげづらいのはどうしてか。変わるべきは自分たちだけなのかと問い返す視点をもてること。怒りを向ける方向を知ることは、これまでとは違う行動を生み出すのではないか。

「これは自分の責任ではない」と押し返すべきこと、「これは自分が考えること」として引き受けるべきことがある。一方で誰にも責任を問えないもの、引き受けきれないものがあるかもしれない。ただし、その選別を可能にする「構造を問うちから」は、初めから私たちに等しく与えられるものではない。もし知らされる場や機会が暮らしの中に乏しかったのだとすれば、それを知っていくことで見える地平が異なるという体験が、少しケアの受け手の自責感を減らすかもしれない。

対談を終えて、もう一度考えてみる。これまで多くのトラウマが重なりながらも、幸いにしてみずからのケアのニーズに気づき、それを育て、最終的には自分のケアを継続していく女性たちを見てきた。しかし私は今、「言葉にならない人たち」との間でケアをやりとりしているのだと思う。彼女たちはこちらが差し出したケアを受け取らない。もしかしたら、受け取ることで失うものが見えるのかもしれない。だが日常的な雑事や、病院や役所などに一緒に出向く際のささやかな日常会話から、不安や緊張を表すものを拾い上げられるように気を配る。困っていることがわからない、どうしようもなくなるまで動けない、感じることが怖い等々、ピアスタッフたちから教えてもらった「相談は難しい」彼女たちの現実を頭の中で反芻する。

なかなか先に進めない関係の、居心地の悪さから抜け出したいと願っているのは私のほうかもしれないと気づく。思えばこの数年だけ見ても、ますます女性が安心して暮らせる社会ではなくなってきた。相談したからといって何が変わるのかという気持ちになるのも当然だ。ケアを必要としながらもケアを受け取らない（受け取れない）人たちを前に、誰もが安心して生き延びられる社会への変容に向けた物語を切実に必要としているのは、実は私であるというところに行き着く。また一つ大きな宿題が増えたけれど、幸いにも私は一人ではない。多くの仲間たちと一緒に、この宿題に取り組んでいこうと考えている。

文献

(1) 森田展彰「アディクション問題における認知とその修正—認知行動療法」信田さよ子編著『実践アディクションアプローチ』金剛出版、二〇一九年、五〇—六六頁
(2) 上野千鶴子『ケアの社会学—当事者主権の福祉社会へ』太田出版、二〇一一年
(3) 信田さよ子『アディクションアプローチ—もうひとつの家族援助論』医学書院、一九九九年
(4) 信田さよ子『母が重くてたまらない—墓守娘の嘆き』春秋社、二〇〇八年
(5) 信田さよ子『タフラブという快刀—「関係」の息苦しさから自由になるために』梧桐書院、二〇〇九年
(6) エヴァ・フェダー・キテイ（岡野八代、牟田和恵監訳）『愛の労働あるいは依存とケアの正義論』白澤社、二〇一〇年
(7) 上岡陽江、ダルク女性ハウス、熊谷晋一郎編著『ひとりでがんばってしまうあなたのための子育ての本—「ダルク女性ハウス」から学ぶこと・気づくこと』ジャパンマシニスト社、二〇一九年

第10章　抑圧の連鎖に立ち向かう——反抑圧的ソーシャルワーク

眼差しを共有する

リカバリーは二〇二二年、初めての試みとして、援助職を対象としたオンライン講座を開講した。講座名は「援助職のためのジェンダー・スタディーズ」である。非常勤として大学の社会福祉学部で教えていた時に同名の講義を八年ほど担当したが、学部生にとってジェンダーについて学ぶ機会は重要である。なぜなら、この国の社会政策、社会保障制度の隅から隅まで、男性／女性という二項対立図式が浸透し、かつ近代家族を原型とした男性優位主義が基本形となっているからだ。そのことをかなり意識してフィールドに立たないと、目の前のクライエントが抱える困難さを読み解けないどころか、気づかないうちに援助者側の反応がジェンダー化された行為となり、結果としてその構造を再生産することになる。

もちろん、ジェンダーだけで困難さの読み解きに十分ということではないが、ジェンダーを外すことはありえない。この数年、日本でも注目されるようになった「インターセクショナリティ」という考え方では、さまざまな権力関係（人種、階級、ジェンダー、セクショナリティ、ネイション、アビリティ、エスニシティ、年齢など）がどのように交差しているのかに注目する。コリンズとビルゲによれば、ある社会の、ある時点において、人種、階級、ジェンダーなどをめぐる権力関係は、個々に独立した排他的なものではなく、むしろそれぞれを土台として構築されており、相互に作用し合うと同時に、社会のあらゆる側面に影響を与えているという。その具体例の一つとして、アフリカン・アメリカン女性が挙げられている。彼女たちは黒人であると同時に女性でもあり労働者でもあった。そのため特定の社会的不平等に焦点を当てた単一のレンズでは彼女たちが直面する複雑な社会問題に対処することができず、どの社会運動においても軽視された状態に置かれていた。こうした課題に対応するために、黒人女性たちは分析のツールとしてインターセクショナリティを用いるようになった。(1) また日本でも、認定NPO法人DPI日本会議が、「女性であり、障害者であることの生きづらさは、二つの差別の単純な足し算ではなく、掛け算のように複雑」としつつ、障害者権利条約の第六条では、締結国（日本は二〇一四年に批准）に対し、障害女性に対する固有の施策を求めていることを指摘している。(2)

こうした背景を踏まえながら、世界各国がジェンダー平等に向けて現実的な変化を遂げる中で、ひときわ性別間格差の大きい日本の現実を、援助職としてどのように理解し考えていけばよいのだろうか。私のバックグラウンドはソーシャルワークだが、専門職養成のプロセスでジェンダーに関して学ぶ機会は、残念ながら極めて少ない。はるか昔に学部生だった頃、国際協力に関心をもつ友人らと一緒に読書会をしたイギリスの書籍では、当然のように、ジェンダーはもちろん人種や階級といった権力の相互関係に言及され、その理解を下地とした援助論が展開されていた。そう考えると、私の知る限りジェンダーの視点でクライエントを理解するという学びの少ない日本の援助職にとって、インターセクショナリティを分析のツールとして活用していくその前提として、まずはジェンダーに関する学びなおしと、フィールドで直面する現象をジェンダーの視点で整理する機会が必要ではないかと考えたのだ。

新型コロナウイルス感染拡大以降、オンライン研修は日常化した。なんといっても世界のどこにいても参加が可能なこと、後日配信があれば自分の生活に合わせ無理なく学べることが魅力である。ジェンダーについて援助職が学ぶという時、どんな人たちが集まるのだろう。そう思って蓋を開けてみると、行政や医療、福祉などの現場で活動する、ベテランと呼ばれる年代の援助職の割合が高かった。また、数は少ないが男性の参加があったのは大変嬉しかった。毎回講座ではテキストを使い、各章を概説した後に〝エクソサイズ〟と称し、テーマに照らし合わせた受講者の体験、それぞれのフィールドにおける課題の表れ方や現実的な対応などを考える時間を設けた。後半はそのようにエクソサイズに関してチャットボックスに書き込んだものを題材とし、私から質問を返す、コメントする、そして最後に全員でフィードバックを行うという流れとした。六回の講座を通して共通していたのは、受講者自身の中にあるジェンダーバイアスへのより深い気づきと、「それはおかしい」と思いながらも抗うことの難しさだった。だが悲観的かというと、そうではなかった。私たちがそれぞれの現場で何ができるか、声をあげるとは、あるいはジェンダー不平等への抵抗とは何をどう始めることか、どんなにささやかであっても具体的に考える時間となった。あっという間に六回が終了し、時間の制約で積み残したままの課題もあるが、何より収穫だったのは、クライエントが困難な状況に追いやられる背景にある多くの不正義がどれもジェンダーと深く関係していることを、援助の最前線に立つ人たちと共有できたことだ。

反抑圧的ソーシャルワーク

ソーシャルワークという仕事の中心は、個人や家族が抱える多様な困りごとの解決に向け、当事者を中心に置いて直接的支援を行いながら、制度を活用し、機関との交渉力を駆使して環境を整えることだ。あるいは特定のコミュニティ（地域社会）全体をフィールドとして、その中に発生している課題解決に取り組む場合もある。また実践を通して見えた生活課題の解決を当事者と共に行うべく、政策・制度を含む構造的な変化を想定して、さまざまな組織や市民に協働を求め、立法・行政・司法機関等へ組織的に働きかける、ソーシャルアクションという仕事もある。

ただ、二木が指摘するように、一九八〇年代から始まる新自由主義的なグローバリゼーションを背景にした社会変動がもたらす社会的排除、貧困、不平等の広範化、深刻化がソーシャルワーク実践に大きな影響を与えている。(3)リカバリーは障害福祉分野でいくつかの事業を行っているが、そこではクライエントを消費者として捉える市場原理が進んでいる。快適そうなオフィスやグループホームの居室、きめ細かなサービスをきらびやかに見せる広告にあるのは企業の名前だ。一方、私たちが援助の基本に据えているのは、クライエント自身がさまざまな生活課題を抱えながらも、本人が望むかたちで社会の中で生きていくことをアドボケイト（権利擁護）していくことだ。その課題が社会的なものであれば関係機関に働きかけながら変革に取り組むが、そうした活動は地味で目立たず、喧伝するようなものではない。しかし入所・通所を必要とする人たちをリクルートする際、援助内容よりも見た目のよさを重視するという市場化の原理は、私たちの目指す本来の理念を瓦解させかねないほどに、確実に実践の場を蝕んでいる。

また残念ながら、ソーシャルワーカーをはじめとする福祉専門職が型通りで表層的に「ルーティンとしてやるべきこと」だけを行い、その先に通じるはずのソーシャルアクションにほとんど関心を示さないという現実がある。構造的な障壁のために多くの差別や搾取が横行しているのだが、そうした現実に関心が薄く、あまり面倒なことに巻き込まれないように、という姿勢を同業者に感じてしまうことは少なくない。

そのような状況を背景に私が注目しているのは、反抑圧的ソーシャルワーク（Anti-Oppressive Practice：ＡＯＰ）である。

一九八〇年代末にイギリスで始まったＡＯＰは、カナダ、オーストラリア、ニュージーランドなどの国々を中心に、主流の実践理論としてその地位を確立した。ＡＯＰは、新自由主義とともに拡大した貧困や格差ゆえに社会から排除された人々のエンパワメントを目指す。批判理論やフェミニズム、マルクス主義などのラディカルなイデオロギー、インターセクショナリティ、解放の主張などを基盤としている(4)。

ＡＯＰの実践および研究をカナダで行う坂本によれば、その理論的／実践的特徴は次のように整理することができる。なお坂本は「抑圧」を、次のように平易な日本語で表現する。

「抑圧」は人々が日々社会で感じている様々な「生きにくさ」や、「モヤモヤした違和感」、「やりきれなさ」、ひいては「絶望感」として現れてくる(5)。

ＡＯＰでは、このような多くの人が経験する「生きにくさ」は構造的な力の不均衡に端を発すると考えるので、「反抑圧」とは、その視点をもちながら、ミクロのレベルでそうした「生きにくさ」を変えていくことを指す。そして坂本は、ＡＯＰに関する研究や実践が蓄積されてきた中で、それらに共通する価値および理念、そして方向性を下の五点にまとめている(5)。

①ひとつの抑圧のかたちにだけ焦点化した実践ではなく、抑圧の連鎖やインターセクショナリ

ティ（交差性）に目を配り、問題の分析に役立てる。
②ソーシャルワーカー自身が自分の立ち位置を多方向から捉える。
③問題の経験者である当事者（たち）をエキスパートとして捉え、ソーシャルワーカーはally（アライ：伴走者）として当事者と協働する中で問題の解決法を見出していく。
④ソーシャルワーカーの介入は最小限とし、当事者の力が発揮しやすいように支える。
⑤新自由主義、管理主義など、構造的な問題がどのように個人・家族・コミュニティ・社会に影響を与えているかを批判的に分析する。

ＡＯＰは構造的アプローチであるが、単純な構造決定主義に立つものではなく、構造の力と行為主体の相互作用を重視する。ＡＯＰの研究および理論研究者であるベインズが指摘するところの、政治、経済、文化、宗教、国際関係といった「大きな関係性」と、社会規範、世間体、職場のきまり、アイデンティティなどの「小さな関係性」の両方が抑圧を生み出しており、私たちの毎日の経験は、そうしたさまざまな抑圧や抵抗によって形作られている。[5] ＡＯＰでは、当事者の体験している抑圧とはどのようなことなのかを、常にその構造との相互作用という点で捉えていく必要をソーシャルワークに求め、そして援助者の立ち位置や自身の眼差しが抑圧を再演していないかについて省察する（critical reflection）よう促す。

このようにＡＯＰの強みは、当事者の困難を個人的な課題と決めつけず、むしろ政治的な事柄として変革を求める点にある。一方で抑圧それ自体をなくすことは理想に過ぎず、また個別の支援をどのように展開したらよいのかという方法論が明確ではない、そして当事者との対等なパートナーシップを提唱するものの、それはソーシャルワークの本質（クライエントの主体化と社会統制）と対立するのではないかという指摘がある。(4) 坂本はそうしたAOPのリミットを引き受けつつ、それを学び実践していくうえでジェスチャーとしての「反抑圧」ではなく、当事者の現実に根ざした抑圧撤廃への実践だということを強調したいという(6)（強調引用者）。

これこそまさに、私が出会ってきた当事者たちとの、長い援助実践の軌跡を整理してくれる視点だと感じた。

逆境が重なる

UNODC（国連薬物犯罪事務所）が二〇二二年六月に発表したWorld Drug Report 2022では、女性の薬物使用に関して次のように報告している。

女性は世界的に見て薬物使用者全体の中では少数派であるものの、男性よりも薬物の消費量が増え、また薬物使用障害に移行する速度が速いという傾向がある。現在アンフェタミン（以下、覚醒剤）使用者、医療品刺激物、医療用オピオイド、鎮静剤、精神安定剤を医療のユーザーとしてではなく使用している者の四五～四九％が女性であると推定されている。
加えて女性に対する治療格差は大きいままである。覚醒剤使用者のほぼ二人に一人は女性であるにもかかわらず、覚醒剤の使用障害で治療を受けているのは五人に一人に過ぎない。(7)

女性に対する治療格差が大きいままという報告に落胆すると同時に、いくつかのことを回想した。

一つ目は二〇一三年と二〇一六年に、オーストラリアのシドニーを中心に「ハームリダクション」について学ぶスタディツアーに参加した時のことだ。そこでは治療共同体であるリハビリ施設WHOS（We Help Ourselves）の取り組みを視察したが、女性ユニットにおける治療プログラムを最後まで終えられるのは三分の一にとどまると説明するスタッフにその理由を尋ねたところ、彼は次のように話した。

「子どものいる女性の場合、治療プログラムを受けている期間に子どもの面倒をみてくれる人がいないと、最後まで終えることが難しい。どうしても母親であるという役割を優先せざるを得ない事情を抱えている」

ようやく治療プログラムにたどりついたとしても、それを終えられない理由としてケア役割が立ちはだかる。そうした現実が日本だけでなくオーストラリアにも存在するという事実は、私にとって大きな驚きだった。WHOSは非常に優れたハームリダクションのプログラムを実践していることで高い評価を受けているが、それを受けられる（また継続可能な）前提条件が性別に伴うケア役割によって異なるとは、なんと皮肉なことだろう。性別による治療格差とは、まさにこのことではないか。

もう一つの体験は、二〇一八年に同じくオーストラリアのブリスベンで開催されたImagining Abolition: A World without Prisons Conference（廃絶を想像する―刑務所のない世界に関する会議）に参加した時のことだ。ドキュメンタリー映像作家の坂上香さんに誘われて参加することになったのだが、刑務所に収監される女性の多くは違法薬物の売買にかかわる軽微な犯罪などがその理由だという。背景には先住民族の女性たちが置かれている社会的排除や貧困といった現実があり、それらは何世代も前から抑圧の連鎖として引き継がれたものだ。会議ではいくつかのワークショップや分科会が開かれ、登壇者から「勾留ではなく社会的正義」を求める声が何度もあがった。彼女たちを犯罪行為に追いやる社会的構造を維持したまま、そして不平等の根源を問わずに刑務所に収監することの問題だけでなく、司法手続きにおける民族性や社会階級を背景にした多くの不正義（まさにブラック・ライブズ・マターで示された暴力的な制圧、非人道的な取り調べによる死亡など）が行われていることへの強い抗議は、会議期間中の参加者によるデモ行進というかたちでパフォーマンスされ、その当日に地元メディアによって報道された。

会議には研究者だけでなく、先住民族としての誇りや文化を継承しつつコミュニティの住民として対等に扱われる権利を求め活動するアクティビストたちが多く参加していた。女性であることの困難に加え、先住民であり、さらに性的少数派であるという困難さを抱える人たちもいた。彼女たちはどのように生き延びていくのか。いくつもの抑圧の軸が絡み合い、影響を与え合っている。そのことはわかるのだが、具体的にはどこからどう解いていけばよいのか、そしてその抑圧に対して自分は何ができるか。そう考えると、途方に暮れる感じがしたのを覚えている。

私は女性の薬物依存という問題に関心をもち実践と研究を続けてきたが、改めて薬物依存という問題系は、まさに逆境体験が重なるフィールドである。そこでは抑圧の連鎖やインターセクショナリティを意識して「何が起こっているのか」を読み解きつつ、同時に当事者の変化だけでなく環境を変革させることが必須だ。

その意味で、ハームリダクションを理論的に牽引してきたワードック博士が、二〇一六年のスタディツアーで次のように話してくれたことは、私の中で目を向けるべきものは何かを明確にし、実践を続けていくうえでの力を与えてくれた。

「オーストラリアでのハームリダクションでは、薬物使用に伴う〝傷つき〟を減らすことを重視する。二十年前の厳罰政策の失敗から、オーストラリアは薬物の単純使用と所持を処罰の対象から外した。そして薬物使用に絡む窃盗や傷害については、刑の仕組みを変えて、治療や生活・就労の支援などを通じて地域社会に包摂する援助システムを構築した。薬物問題を健康問題としてだけでなく、社会の問題として強調する。その理由は、薬物乱用が多くの場合に貧困と関連しており、単に薬物使用を問題視するのではなく、生活のあり方を変化させていくことが社会の変化へとつながるからだ。そのためにはあらゆる資源を活用し、必要な財源を投じるべきだ。失業・暴力・社会的排除やその前提となる障害への無理解など、多くの困難が私たちの社会生活を取り巻いている。薬物依存を個人の問題から社会全体の健康に関する問題へとシフトすることで、社会に現存する不平等や差別など、目を配るべきものを明らかにしていくことができる(8)」

トラウマと闘うツール

精神科医療でソーシャルワークのキャリアをスタートし、そこでアディクション問題と出会ってから三十年が過ぎた。とくに女性の薬物使用に焦点を当てて実践するようになったのは、それが薬物使用の問題以前に、彼女たちが体験してきた多くの暴力とそれが起こってしまう構造にこそ根があると見えるようになり、このまま放置するわけにはいかないだろうと思ったからだ。そして、それを具体的な事実で示すだけでなく、共に問題の理解や解決にあたろうとする人たちと共有できるような言葉で説明することも必要だ。それを探し、整理するには、隣接する社会科学理論等に学ぶべきことが多い。またこうした作業は変化していく社会状況とリンクするので、常にアップデートすることが欠かせず終わりがない。AOPがイギリスを発祥としながらカナダで定着するまでに多くの時間を要したのは、社会変革とは何をどこまで行うことなのかという点で理想が高く、当事者が直面する抑圧の重なりから解放されるのは現実としてかなり厳しいという背景があったように思う。

それでも、薬物依存の女性たちはいつもたくさんのことを私に教えてくれた。自分に何が起こっていたのか、何を感じないようにしてきたのか、そこに誰がいて、誰はいなかったのか。そのような語りは時にグループホームのリビングで、キッチンで、買い物に向かう車中で始まった。また「言葉にならないもの」が暮らしの中で、さまざまに表現される場面に出会うたび、忘れないように書き留めてきた。私にとって、こうした共に生きる生活の場面で彼女たちが見せてくれる、あるいは語ってくれるものが、まさに抑圧の連鎖やインターセクショナリティを読み解くうえで重要なのだ。

アメリカの小児科医であるナディン・バーク・ハリスは、臨床で多くの患者やその家族にみられる小児期逆境体験（Adverse Childhood Experiences：ACE）と疾患との関係を調べていくうちに、ACEを抱える当事者の混乱したストレス反応システムを落ち着かせ、症状に効果的に対処する方法を見出した。それは、調節不全となった経路の均衡を整える要因――眠り、メンタルヘルスサービスの統合、健康な関係性――に着目することだという。さらにハリスは運動と栄養の必要性について指摘する。(9)

またハリスを中心とした多職種チームは、サンフランシスコの中でも貧困や暴力が蔓延する地域で、医療と保健サービス、行政窓口、教育現場などを巻き込みながら調査を実施し、その結果を反映させたプログラムの提供を行う。そして副大統領も務めたカマラ・ハリス（当時はカリフォルニア州の司法長官）らの後押しを受けて、その地に周産期から青年期まで包括的な支援を行うユースセンターを立ち上げた。起こっている現象に打ちのめされながらも、諦めずにエビデンスを積み上げていく行動力と周囲へ働きかけていく様子は、まさにＡＯＰを体現するかのようだ。

ハリスらが見出した「眠り」「メンタルヘルスサービスの統合」「健康な関係性」そして「運動」と「栄養」という五つの要因を整えていく方法は、実は拙著の中でも指摘し、重要視しているものである。[10] 絡み合っている抑圧の重なりをどのように解きながら、こうした〃トラウマと闘うツール〃をフィールドの中で用いることができるのか。次章では薬物依存の女性たちを例に見ていくことにしよう。

文献

（1）パトリシア・ヒル・コリンズ、スルマ・ビルゲ（小原理乃訳、下地ローレンス吉孝監訳）『インターセクショナリティ』人文書院、二〇二一年

（2）認定ＮＰＯ法人ＤＰＩ日本会議「『障害×女性』が生み出す複合差別の解消を目指して」（https://www.dpi-japan.org/activity/woman/）

（3）二木泉「ソーシャルワークにおける反抑圧主義（ＡＯＰ）の一端―カナダ・オンタリオ州の福祉組織の求人内容と組織理念を手がかりとして」『社会福祉学』五八巻、二〇一七年、一五三―一六三頁

（4）児島亜紀子「反抑圧ソーシャルワーク実践（ＡＯＰ）における交差概念の活用と批判的省察の意義をめぐって」『女性学研究』二六巻、二〇一九年、一九—三八頁

（5）坂本いづみ「反抑圧的ソーシャルワーク（ＡＯＰ）とは何か—概論と方向性」坂本いづみ、茨木尚子、竹端寛他『脱「いい子」のソーシャルワーク—反抑圧的な実践と理論』現代書館、二〇二一年、一〇—三三頁

（6）坂本いづみ「社会正義を実現する—反抑圧的ソーシャルワーク実践（ＡＯＰ）の可能性とリミット」大嶋栄子、信田さよ子編『あたらしいジェンダースタディーズ—転換期を読み解く』（『臨床心理学』増刊一五号）二〇二三年、一五七—一六二頁

（7）United Nations Office on Drugs and Crime: UNODC World Drug Report 2022 highlights trends on cannabis post-legalization, environmental impacts of illicit drugs, and drug use among women and youth.

（8）大嶋栄子「取材レポート オーストラリアでハームリダクションを学ぶ（後編）厳罰主義をやめた理由。そして重複障害を重視する視点。」『精神看護』二〇巻、二〇一七年、一六〇—一六四頁

（9）ナディン・バーク・ハリス（片桐恵理子訳）『小児期トラウマと闘うツール—進化・浸透するＡＣＥ対策』パンローリング、二〇一九年

（10）大嶋栄子『生き延びるためのアディクション—嵐の後を生きる「彼女たち」へのソーシャルワーク』金剛出版、二〇一九年

第11章　〝食べる〟というケア

「見ざる、聞かざる、言わざる」に抗う

前章では「抑圧の連鎖に立ち向かう」と題して、反抑圧的ソーシャルワークに関する概念を紹介した。私がフィールドとしている障害福祉分野だけでなく、強烈な自己責任論が蔓延する日本社会では、多くの人が抑圧を感じながら生きている。学校にも職場にも、そして自分が安全と思っている親密な関係にさえ、窒息しそうな管理が行きわたる。これをまともに自覚すると抑うつ的にならざるを得ないから、多くの人が「見ざる、聞かざる、言わざる」を決め込み、ささやかな気分転換をしながら生き延びているのだろうと感じる。

そういえば、私が依存症臨床に入った一九九〇年代初頭に「アダルト・チルドレン」の概念が日本に紹介され、その後大きなムーブメントとなった時期があった。当初はアルコール依存症者

のいる家庭で育ったかつての子どもたちを意味していたが、のちに信田が「自分の生きづらさが、親との関係に起因すると認めた人」と定義し、機能不全家族で成長した人たちを指す言葉となった。(1) そうした機能不全家族における子どもたちの生き延び方がまさに「見ざる、聞かざる、言わざる」なのだ。

その意味で私たちは、機能不全状態に陥った国で生きていることになる。

この数年、私の知人たちはそれぞれの地域で、生活困窮にあえぐ人たちに対し食料や日用品を配布する事業を行っている。二〇二二年に入ると、物価高騰の影響もあって配布する物資が不足したり、寄付が集まりづらくなったりしていると聞いた。しかし配布に並ぶ人の数、申し込む人の数は一向に減らないという。そしてこうした事業を担う人たちの多くが無償か、有償であったとしても非常に低い賃金で現場を回している。(2) 本来であれば公助の領域が担うことを彼らが引き受けざるを得ないのは、そこにある現実を知っているからだ。彼らは「この状態でいつまで支援を続けられるのか」と先の見えなさに言葉を濁す。だが、目の前にそれを必要とする人たちがいる中で、食料配布をやめるわけにはいかない。

リカバリーでも助成金を得て、二〇二一年から女性支援団体と連携し、困窮する女性たちに対し月に一度、一〇〇食の弁当をお渡しする事業を始めた。配布会ではほかにもお菓子や米、生理用品などが準備される。食品も多いがレトルトやカップ麺といった日持ちするものが中心だと聞いていたので、私たちが数年前から取り組んでいる農作業で育てた野菜や加工品を使い、仕込みから調理まで二日がかりでつくった弁当を渡したかった。

生活が苦しくなっていくと、真っ先に切り詰められるのが食費だ。簡単に食べられ、調理の手間が少ないものが増えていく。必然的にタンパク質や野菜は極端に少なくなる。リカバリーの利用者たちにも同じ体験があり、こうしたエピソードを耳にしてきた。いよいよ副食が買えなくなると白米に塩をかけてしのいだという話を聞いたこともある。

配布する弁当のメニューは、タンパク質が摂れるようまず肉や魚をメインとする、次はビタミン類を補うために野菜のおかずを数品、そして予算が許せばお楽しみの果物を添える。

月に一度弁当を渡したとしても次の日はやってきて、その日も食事が必要なことくらいはわかっているが、彼女がそれを持ち帰って蓋を開けた時、「誰かに気遣われている」と感じてもらえることを願ってつくる。運営するカフェでその弁当をつくっている女性たちもまた、かつて同じように食費を切り詰めなくては生きられなかった体験や、あるいはテーブルの上に置かれた千円札で食事を買う子ども時代を生き延びた人たちだ。私たちも「こうした支援をいつまで続けられるのか」と答えの出ない問いを前に困惑しながら、でも弁当をつくる。目の前の現実を見なかったことにせず、弁当を受け取った女性たちの声を聞き、そしてこの状態を放置したまま抜本的な対策を打ち出さない為政者にNOと言う。ささやかな現場での抗いが二〇二四年三月まで続いた。

「助けて」が言えない社会の中で

本書ではさまざまな逆境体験の重なりに翻弄されながらも、社会の中で生きていこうとする人たちの変化と成長の過程に焦点を当ててきた。中でも取り上げてきたのは、依存の問題を抱える女性たちだ。実は私たちが彼女たちと出会えるまでには、多くの人が想像する以上に長い道のりがある。

私は現在、地域社会で依存症者の生活を支える活動をしているが、従来国が依存症予防啓発の標語として掲げてきた「ダメ。ゼッタイ。」が当事者のセルフスティグマ（自分で自分に偏見の目を向けること）をどれほど強化してきたか、痛いほど感じている。当事者の多く、とくに重症化している当事者は、社会への信頼感や安全感を失うようなライフイベントに遭遇し、その痛みを切り抜けるために薬物に耽溺していくが、そういう弱い自分はダメだ、母親として失格だ、などと深く恥じてもいる。そのために、治療や援助は自分に関係ないと感じ、孤立し、「助けて」が言えなくなってしまう。自分でやったことの結果なのだから自分でなんとかするほかないという、まさに自己責任論が染みついているのだ。本来ならもっと早い段階でできることがあるのに、出会った時には生活も心身も非常に厳しい状態となっている。

日本では依存症の早期発見と早期介入が国の政策として謳われて久しいが、その依存症に対するスティグマを助長しているのが、ほかでもない「ダメ。ゼッタイ。」なのだ。それは依存症にかかわる治療者や援助者を分断するものとしても機能する。依存のメカニズムや社会生活の壊れ方は同じでも、医療者側は違法薬物への依存症を過度に警戒し忌避する。そこには違法薬物の使用者をモンスター化し、また人間性を失った者として喧伝するマスメディアにおける報道のあり方が深く関連している。

このように「助けて」が言えない状況を経て、ようやく彼女たちは私たちのもとにたどりつく。多くの場合、彼女たちは「どうでもいい」という気持ちを抱え、自分がなぜここに来たのかよくわかっていない。しかし私たちは、「ここが絶対に嫌でなければそれでいい」と言う。「仕方ないか」くらいの消極的な理由で援助関係がスタートできれば十分だ。まずは、ご飯を食べよう、そして自分のベッドで眠るところから始めないかと伝える。

女性依存症者がいくつもの逆境体験の中で身につけてきた感情、思考、行動のパターンを脱学習していくことは容易でない。第9章でも述べたが、養育者との関係で安全基地をうまく形成しないまま成人し、不安定なアタッチメントパターンが内在化された人は、不安な場面でもケアを求めずに危ない行動をとる、フリーズする、養育者に過度に従順になるなどの特徴を示す。欧米の研究では、薬物依存症者において安定型のアタッチメントを形成している者は少ないとされ、反対に、本人にとって必ずしも安全とはいえない相手へのアタッチメントが強くなる。(3) 本来なら薬物使用を必要とした背景や、これから変化していくとよいところなど、本人と話をしたいことは山ほどあるが、なかなかそこに行き着けないまま、援助関係が中断することもある。まさに彼女たちのトラウマ体験にふれるずっと手前で、足踏み状態が続く。

トラウマと闘うツールを実践する

前章では小児期逆境体験（Adverse Childhood Experiences：ＡＣＥ）を抱える当事者の混乱したストレス反応システムを落ち着かせ、症状に効果的に対処する方法として、「眠り」「メンタルヘルスサービスの統合」「健康な関係性」そして「運動」と「栄養」という五つの要因を整えていく重要さを、アメリカの小児科医ハリスの著書に沿って指摘した。(4) 私たちが大切にしてきたこととハリスの指摘が重なるところが多いのは大きな喜びである。しかし同時に、この実践の効果が表れるまでに少なくとも数年の時間がかかることも現実で、援助者が手応えを感じる前に本人がいなくなってしまうことも少なくない。だが、彼女たちがどこかで生きている限り、ここで体験したことが役立っているはずだと根拠なく信じている。

では五つの要因を、具体的な援助場面でどう整えていけるだろう。この五つには強い関連があり、どれが欠けても全体のバランスが保てない。問題の経験者である本人をエキスパートとして援助チームの中心に据え、チームに参加してくれる仲間を集めながら、本人と一緒に知恵を絞ることが重要だ。

（1）眠り

朝は起きて、夜は眠る。これがどれほど難しいことなのか、私は依存症の女性たちと出会うまで知らなかった。精神科病院で、依存症者の社会復帰支援施設で、そして現在リカバリーが運営するグループホームで、どれほど多くの「眠らない（眠れない）人」を見てきただろう。彼女たちが使ってきた薬物のいずれもが、自然な眠りを妨げるものなので、薬物使用を止めてもすぐに元の状態に戻れないことがある。しかしながら薬物だけでなく、そもそも夜は彼女たちにとって危険な時間帯で、非常にストレスが強まることも影響している。

一方で、この数年は過眠状態の人とも付き合っている。彼女たちは通常の時間感覚とは異なり、一日が二五時間、あるいは三十時間で回っているという感覚があり、その眠りも独特だ。一度寝入ると次はいつ目覚めるのかわからない。アラームをいくつセットしてもあまり効果がない。物質使用が止まってからそのような状況を呈することが多いのだが、よく聞くと学生時代から活動時間が人とずれるために苦労しており、睡眠をコントロールするのに薬物が有効だったという例もある。またこのような時間感覚の異なりを見せる人が、治療や援助の開始後に発達障害と診断されることは少なくない。

寝入りばなに金縛りにあうので怖いという人、悪夢にうなされ自分の声で覚醒してしまう人など、「眠りの困難」と一口にいってもさまざまだ。「アルコールや処方薬をまとめて使うのは、パソコンの強制終了に似ている」と話す人もいた。「眠る」というより「意識を失う」に近い。そのような強制的な眠りでしか休めないのだとしたら、目覚めはどうなるのか。当然ながら起きた時、すでに疲れているという。交感神経が常に作動し、副交感神経が働いていない様子がわかる。また、寝て起きたら身体中が痛いと訴える人が多い。いつも身体のどこかに力が入っているからだ。

私たちがまず行うのは、本人から眠りについて聞き取ること、次に夜の状態を観察することだ。そして寝具やパジャマなど着衣に注意を向ける。夜の時間をどう過ごしていたのか、誰が一緒にいたかなどは、眠りがうまくいかない時々に聞くことでわかってくることが多い。部屋を暗くできない場合には間接照明にしたりして様子を見る。トイレに起きる時間や唸り声など、眠りが妨げられる要素がわかってくると同時に、寝具が季節にあったもので心地よい素材かどうか、寝間着が身体を温めるにふさわしいかなどを見ながら、眠りを助けるものへ交換していく。自由になるお金の使い道を、スナック菓子ではなく、ちょっと高価な入浴剤に換えるだけでもいい。そうしたことをすでに実践している仲間の様子を見ながら、行動を変えていく人たちもいる。

ハリスらはマインドフルネスとヨガを眠りの改善に取り入れていると述べていたが、私たちはソマティクスという手法を用いている。自分の身体に注意を向け、筋肉の緊張を解いてリセットするのに効果をあげている。

(2) メンタルヘルスサービスの統合

日本では国民のほとんどが何らかの健康保険に加入している。二〇二二年の社会保障審議会医療保険部会の資料によれば、国民健康保険をはじめとする六五歳未満の各種健康保険加入者が約一億五二〇〇万人、七五歳までの前期高齢者保険加入者が約一五九〇万人とされる。(5) また生活保護を受給している場合には医療券が発行され、指定医療機関で必要な医療を受けることが可能だ。

それに対しアメリカでは、公的医療保険は高齢者および障害者、低所得者を対象としたものに限られる。それ以外の国民は民間医療保険に加入し、その保険がカバーする範囲によって受けられる医療内容が異なるため、医療格差も大きい。加えて、医療費が高額なために支払いができない事例や、保険に加入できない者が増加しているといわれる。(6) 言い方を変えれば、富裕層の場合には高度な専門技術に基づく有料の心理療法を受けられる一方、そうでない人は公的機関が提供するサービスを利用するほかない。ただしアメリカでは多くの財団がNPO、NGOをはじめとする先駆的な援助組織に財源を投資しており、無料でも受けられる心理療法のサービスが充実していると聞く。

日本では、メンタルヘルスサービスといえば民間の心理療法ではなく、医療機関がイメージされることが多い。あるいは市区町村保健所の精神保健相談、都道府県立の精神保健福祉センターなどでも無料で相談を受けることは可能である（ただし相談は平日、決められた時間に限定される）。精神科医療機関の役割は、本人の状態に対する診断と薬物療法を中心とした治療法の選択である。しかし安価に抑えられた診療報酬もあり、診察時間は初回でも約三十分、二回目以降は平均十分程度である。その時間では簡単な近況を伝えるので精一杯だ。臨床心理士／公認心理師が配置されている医療機関は少なく、心理療法の必要性を決めるのは主治医である。また、開業心理相談オフィスはどこも予約でいっぱいだと聞く一方、地方ではそのような場を探すことが難しいという。日本では精神的不調を感じた時、最初にアクセスできるサービスが非常に少ない。

女性依存症者の場合、さまざまな不定愁訴を抱え、婦人科系のトラブルが多い。話を十分聞かずにすぐ投薬する医師は避け、丁寧に診療してくれる医療機関を探すのは私たちの重要な仕事だ。そして処方される薬剤に関し、注意事項を適切に説明してくれる薬剤師の存在も忘れてはならない。メンタルヘルスサービスの統合とは、女性の心身を包括的に捉え支えるネットワークを、その人の特性に配慮しカスタマイズしてつくることを意味している。

(3) 健康な関係性

「〝ちょっと寂しい〟がちょうどいい」。これは密着した二者関係の中でしか生きられないと疑わなかった人たちが、人との安全な距離感を練習する際に体得する感覚だ。[7] すごく寂しければ耐えられないが、〝ちょっと寂しい〟という感覚はどんな人にとっても自然であり、人間関係を長続きさせるにはちょうどいいのだと、その寂しさに慌てながらも学んでいく必要がある。密着するか、そうでなければ断絶という両極の関係性ではなく、人との関係にはいろいろな距離感があっていい。

そして他者や社会への強い不信感が基本形となってしまった人にとって、健康な関係性を想像するのはハードルが高い。この時重要となるのが〝親密圏〟における承認である。齋藤は親密圏を「具体的な他者の生／生命――とくにその不安や困難――に対する関心／配慮を媒体とする、ある程度持続的な関係性を指すもの」としている。(8)

その人が存在するだけで承認を得ることができる場、そして関係性とはどのようなものか。先述した「密着か断絶か」という極端な距離感は二者関係で起こりやすいのに対し、親密圏は多数の人によってつくられるゆるやかな結びつきのある空間であり、そこに付随する関係性である。私たちが運営する場所にたとえるなら、その場にいる人と挨拶を交わす、コーヒーを飲む、一緒に作業するなど、ルーティンで繰り返されることに時間をかけて馴染んでいく感覚だ。どのように自分が見られているか、緊張や不安が入り混じって身体を硬くしながらも、その場に居続けることで徐々に、新しく来た人がその空間に馴染んでいく時、人がそこに集ってはやがて別れる風景の一部となっていく。

齋藤は「社会的な承認とは異なった承認を、社会的な否認に抗しながら、人びとの生に与えることができる」ところに親密圏がもつ強みを見出す。どのような理由でそこに来たかは誰も問わないが、すでに居る人たちは静かに新しい人を歓待する。関心や配慮を寄せるが、その人が話すまで時間がかかること、緊張は簡単に解けないことをかつての自分の体験からわかっており、馴染んでいく時間をただ共に過ごしている。そして傷つきが深い人にとって、新たな関係性を育む土壌としての親密圏には、退出の自由というゆるさと、人間の尊厳に根ざした承認という深さが同居する。

(4) 運動と栄養

リカバリーは設立以来、〝食べる〟という営みを通して利用者が自分の身体を認識し、メンテナンスすることに取り組んできた。被害体験の中で生活してきた人たちは緊張が日常化しており、食事はゆっくり味わうものではなく急いですませ自分の部屋に避難する、食べる時だけは何も考えないですむ、などと聞くことが多い。摂食障害を併発して食べることにとらわれる、また大人になっても油脂や精製糖、でんぷん質などが中心の食事が続き、肥満や脂肪肝といった疾患を抱えるケースも増えている。

自分の身体をケアするとは、必要な栄養をバランスよくとることから始まる。それを体験してもらいたいと始めたのが食事の提供だ。グループホームでは夕食を、就労継続支援事業所では昼食を提供している。とくに就労継続支援事業所が力を入れている農作業で収穫された野菜は、さまざまなかたちで食事に活かされる。その野菜を育てているのも利用者たちなので、まさに自分が育てた野菜を自分で味わうことになる。

さまざまな物質への依存が止まると、シラフの状態で自分の抱える現実と直面する。周囲がホッとするのとは裏腹に、本人が想像していた以上にシラフはつらく感じられ、違法薬物に依存していた場合、合法だからとアルコールや処方薬に逃避することも少なくない。またホットスナックや菓子、甘い飲み物をとるため、短期間で急激に体重が増え下半身に故障が出て、治療の必要が生じ、心身のアセスメントを初めからやりなおすことになる。

私たちが提供する食事は野菜やその加工品を中心としている。また果物なども含め旬の食材を使うなどして、私たちが経営するカフェで調理を行っている。野菜をつくり、それを調理して自分たちが食べるという循環の中で、利用者たちは自分の身体を徐々に意識していくことになる。また人が手をかけてつくった食事を、人と共に味わう時間も大切に捉えている。カフェではクリスマスやイベントに合わせ、利用者たちに特別な食事を用意する。そうした機会を通して、食事の大切さと自分の身体をメンテナンスする重要さに気づいていく。

農作業をはじめ、就労継続支援事業所では身体を動かす仕事も多い。運動と栄養は、良質の眠りにつながり、身体を使う作業では共に働く者との協力関係が欠かせない。最終的に、精神的に調子が悪い時でもそれなりに動ける状態づくりを心がけることで、ストレスに負けないで生活できる健康さを少しずつ取り戻していくことが可能になる。そして残されたトラウマ体験のワークは、こうした心身の調整と並行して、その人のペースで進められる。

あなたは一人ではない

こうした仕事は、なかなか数値化してその効果を実証することが難しい（そして「効果」とは誰にとってのものか、何によって測るのかという議論がある)。その一方、実践によって集められた発見が研究を通して整理され、必要な論点を提示していかなければ、重要な発見も埋もれたままで忘れられる。

私たちのフィールドは、社会の中で刻々と変化する困難にどう対峙するのか、最初に突きつけられる場だと感じている。以前のそれに似ているようでも何が変わったのか、見立てていく知性と感性が求められる。とりあえず仮説を立て、目の前の現象やそれに苦しむ人と会ってみる。トライ&エラーの繰り返しで、どうすればよいかを自分たちで考えて答えを出していくしかない。書物を頼りに踏み出していくことも、現場で見つけたことがヒントになることもある。

これまで紹介してきた援助観や方法は、まだ十分整理されないものも含みつつ、それぞれの立場で読んでくださった方が何かを考えるヒントになれば嬉しい。

そして、何かの出来事がもたらした苦しみの最中にある人へ、最後に伝えておきたい。あなたは一人ではない。一人だとしか思えない日々が長く続いているかもしれない。けれど、あなたの苦しみに耳を傾ける人がいる。あなたがなんとかその人たちと出会えることを願う。

そして私は仲間たちと一緒に、あなたと出会えた時のために、これからも知恵と技を磨いていこうと思う。

文献

(1) 信田さよ子『アダルト・チルドレン──自己責任の罠を抜けだし、私の人生を取り戻す』学芸みらい社、二〇二一年

(2) 「NPO常勤でも年収二〇〇万円　日本は『社会貢献』途上国」日本経済新聞オンライン、二〇二二年一二月二七日（https://www.nikkei.com/article/DGXZQOUE0540H0V01C22A2000000/）

(3) 森田展彰「アディクション問題における認知とその修正──認知行動療法」信田さよ子編著『実践アディクションアプローチ』金剛出版、二〇一九年、五〇──六六頁

(4) ナディン・バーク・ハリス（片桐恵理子訳）『小児期トラウマと闘うツール──進化・浸透するACE対策』パンローリング、二〇一九年

(5) 厚生労働省保険局「医療保険制度改革について」二〇二二年（https://www.mhlw.go.jp/content/12401000/001006221.pdf）

(6) 日本貿易振興機構「米国における医療保険制度の概要（二〇二一年六月）」（https://www.jetro.go.jp/world/reports/2021/01/0116858c658e4b0.html）

(7) 上岡陽江、大嶋栄子『その後の不自由──「嵐」のあとを生きる人たち』医学書院、二〇一〇年

(8) 齋藤純一「第9章　親密圏と安全性の政治」齋藤純一編『親密圏のポリティクス』ナカニシヤ出版、二〇〇三年、二一一──二三六頁

[counterpoint]

〈越境〉と〈横断〉のソーシャルワーク——交差する困難・横断する援助

二〇二四年二月、アディクション問題にかかわるソーシャルワーカーたちでつくる「日本アルコール関連問題ソーシャルワーカー協会」の全国研究大会にて、分科会の基調講演を依頼された。分科会のテーマは「狭間を生きる人—困難と理想の間で私たちができること」だが、基調講演の後は社会資源の乏しい離島、また地域の中核的総合病院におけるアディクション問題をめぐる連携のあり方など、三名のソーシャルワーカーがそれぞれのフィールドにおける実践と抱える課題について報告した。

考えてみると、メンタルヘルス領域の中でアディクション問題はそもそもメインストリームから外れている。依存症は個人的な失敗に過ぎないという認識が社会にいまだ根強く、医療の対象でないとする見方がある一方で、過度な依存による肉体的・社会的な不都合に対して精神医学は効果のある変化をもたらすことができないという現実も、あまり知られていない。いずれにせよ、自分や家族が当事者になってみて初めて、この問題系への誤解と偏見がいかに強固で、治療と呼ばれるものの中身がいかに貧しく資源が乏しいかを知る。しかしながら、中高年男性のアルコール依存、主婦層のキッチンドリンカー、そして若年層のゲーム依存や市販薬乱用など、年代をまたぐようにアディクション問題は、いつも私たちの社会が生み出す閉塞感の皺寄せを誰が被るのかを表してきた。そうでありながら既存のどのような社会制度からも疎外され、周縁化されてきたのが依存症者だといえる。

基調講演ではソーシャルワークの国際的な定義を引きながら、①社会開発：教育や保健といった社会の基礎を支える側面を、発展途上国を巻き込みながら開発していくマクロな働き、②社会的結束：経済的格差や人種的・民族的差異を背景とした社会の亀裂がこれまで以上に深まることを背景に、人々の社会的・精神的結びつきやまとまりを促進する働き、そして③集団的責任：人々が個人である以上に集団として相互にケアし合うだけでなく、環境に対しても責任を果たす存在として共存するための働きが、今日的ソーシャルワークの仕事として求められていることを説明した。依存症者はその意味で意図的にはざまに置かれた人であり、私たちはこれから彼らに対しどのように、自分の所属する機関の役割を超えてその交差する困難に手を伸ばしていくか、領域を横断する複数のソーシャルワーク援助が同時並行的にケアを提供するフォーマットとはどのようなものかを考える必要があるのだと述べた。

キーワードは〈越境〉と〈横断〉だ。

もう一つこのキーワードを強く印象づけられるのが、二〇二一年から参加している困窮女性への食品や生理用品配布を行う、Cloudy の活動だ。新型コロナウイルス感染拡大の中で、真っ先に非正規雇用の女性たち（その多くは飲食、サービス業等）の雇い止めが起こり、もともと脆弱だった経済的な基盤が崩壊した。それだけでなく、リアルな人間関係を避け家庭内に閉じ込められる中で、これまで以上にケア役割の多くが女性によって担われることになった。こうした変化に対して女性支援団体がゆるやかに集まりグループを結成して行動を起こしたのだった。若者支援、DVシェルター、母子生活支援、LGBTQの支援など、Cloudy には十を超える団体が参加するが、それぞれの団体が実施している援助は違っても、女性が直面する困難の交差に対して横断的な支援を組むこととなった。

リカバリーは、カフェでつくった弁当を提供するというかたちでこの活動に参加した。法人が獲得した助成金を利用し、月に一度、一〇〇食の弁当を手渡す。その日の一回分の食事を提供するだけの援助が何を変えられるのかと、初めは思っていた。だが私たちは、それまでのソーシャルワーク援助の中で〝食べる〟というケアに関する多くの体験を積み重ねてきたのだから、そのケアがもたらすものを信じている。加えてお弁当をつくるリカバリーの利用者もまた、かつて食事に困窮する体験をしており、私たちの試みは「ケアの相互作用」（社会的結束）を意図するものでもあった。

二〇二四年からは食品等の配布だけでなく、会場に来る女性たちの生活や困りごとに関する聞き取りや相談援助も開始した。やってみると予想していた以上に女性たちの困難は交差しており、また社会課題の変化や制度の整備などとも連関していることが多い。そのためヒアリングの仕方やその情報の共有におけるフォーマット、そしてアセスメントの方法などをCloudyでは何度も擦り合わせる必要があった。経済的困窮の背景には見過ごされてきた障害や疾患、成長過程での暴力被害が想像以上に多いものの、本人にはうまく認識されていないことも見えてきた。そうした場合、どのような援助を考え提示するかなど個別の事例に関して全体で協議し、必要に応じてスーパーヴィジョンを受けるなどしている。そして参加している各団体のメンバーのほとんどは、ソーシャルワーカー養成課程を修了した人ではなく、それぞれの領域で草の根の援助者として実践を行ってきた人たちだ。

近年、ソーシャルワーカーは所属機関における多様な業務に追われ、こうした集団的責任を意識する活動でその姿を見かけることが少なくなった。目の前にいるクライエント個人の、より健全な社会生活に向けて援助を組み立てるのは、私たちソーシャルワーカーの基本的な役割だ。しかしどこかでその人を苦しめている、その人の背後にある社会構造の歪みには目が向いていない。説明すべき制度、共有すべき情報などを淡々と伝え、機関の限界を決して越えないソーシャルワークと、支援の対象を「社会に存在する課題を背負った人」と規定し、ないものがあれば創り出していこうとするソーシャルワーク。私たちが今、日本社会において強烈に必要としているのはまぎれもなく後者である。

〈越境〉と〈横断〉のソーシャルワークを繰り出すために携えるべきロジック、行動力を支えるパッションとは何か。坂本による反抑圧的ソーシャルワーク[1]（anti-oppressive practice：ＡＯＰ）のような社会正義を根底とするクリティカル（批判的）ソーシャルワーク・アプローチの一つであり、対「個人」の枠にとどまらず「社会」への働きかけを通し、抑圧や差別を生み出しそれを維持する社会構造の変革を目指すといった北極星・南十字星（通底すべき理念）を、私たちはこれまで以上に確認していく必要がある。

文献

（1）坂本いづみ「社会正義を実現する―反抑圧的ソーシャルワーク実践（ＡＯＰ）の可能性とリミット」大嶋栄子、信田さよ子編『あたらしいジェンダースタディーズ―転換期を読み解く』（『臨床心理学』増刊一五号）二〇二三年、一五七―一六二頁

III

塀の中と外はつながるのか

——女子刑務所プロジェクト

第12章　再犯の意味を問い続ける

情状証人に立つ

二〇一七年七月、ある雑誌から依頼を受け、受刑体験のある女性への支援について寄稿した。これまでリカバリーが支援してきた二人の人に了解を得て、出所後の社会生活は決して平坦な道のりではないが、〝それでも生きていく〟人生を支える中で起こった出来事や、相変わらず難しい状況が続き解決の糸口が見えないという課題について述べた[1]。

Sさんはそのうちの一人だ。私は二〇二一年十月、そのSさんの公判で、数年ぶりに情状証人として証言した。もう少しで出所してから五年が経つというタイミングでの再犯（窃盗）だった。

Sさんによれば、これまでは事件後そのまま勾留となり、裁判を経て収監されたが、今回は初めて在宅のまま起訴された。私たちがそのことを知ったのは、私たちの支援が前年末にいったん終了したものの、スタッフがその後も定期的に連絡を入れて訪問するなどしていた二〇二〇年春のことだった。

Sさんと話し合い、裁判の結果が出るまでの間、再び就労継続支援B型事業所（以下、B型）に通所しながら、リカバリーが新たに開設した自立生活援助事業のサービスを利用して過ごすことにした。

Sさんとは、二〇一六年、私が当時非常勤職員として刑務所の中で担当していた、一般改善指導と呼ばれる窃盗の再犯防止教育（グループワーク）で出会った。受講時すでに六五歳を超え、家族との関係も希薄となっており、地域社会に戻っても孤立した中で再犯を繰り返すという状態だった。しかし二〇〇九年から始まった地域生活定着支援事業（現在は地域生活定着促進事業）の対象となったことはない。高齢で帰住先がないという不安材料はあっても、身体的には元気で目立った障害もなく、Sさんが社会生活においてさまざまな脆弱性を抱えていることは気づかれにくかった。何より周囲も本人も、福祉的支援の対象者だと認識していなかったのだ。刑務所はSさんにとって、やりがいのある役割を与えられ、人との会話があるという意味で「地域社会よりも自分が必要とされる場所」になっていた。だから「刑務所へ戻りたかった」のだという。ちょうど刑務所の取材で来ていたジャーナリストの江川紹子さんとのインタビューで語る言葉を、私はとても複雑な思いで聞いた(2)。

今回の出来事に直面し、初めは落胆と無力感の入り混じった感覚に襲われた。私たちはAさんの環境を整え、暮らしの質を向上させるためにかかわってきたが、それだけでは再犯を食い止めることができなかった。私たちは何を見過ごし、何をすくいとれなかったのだろう。

リカバリーを利用する人たちのニーズが年を追うごとに多様で複雑となりつつある中で、私たちはソーシャルワーカーとしての援助境界を含め、ユーザーのニーズにどこまで対処するのかを問われている。まだ十分に咀嚼しきれない部分はあるが、何が起こっていたのかを整理してみたい。Sさんはこのたび二年の実刑判決を受けた。事件後に何度か話を聴きながら、なぜ窃盗という出来事がまた起こったのだろうと問いを向けてみても、「自分でもよくわからない」と繰り返すだけだった。収監されるまでの間、預ける荷物と処分するものの整理、アパートの引き払い、支払いに関することや大切な書類の保管など具体的な作業を、スタッフが手伝いながら進めた。本人も少しずつ当時の心情がつかめるところまできて、続きは、面会や手紙でのやりとりなどを通して、地域へ戻るまでの時間を使って考えてほしいとお願いした。私たちも先述したいくつかの点から考えてみると約束した。本章は私たちから最初の、この問いに対する応答である。なおSさんはこの文章を塀の中で読むことを心待ちにしていると告げて出発した。

高齢受刑者の現状と支援者が感じている課題

刑事司法システムの対象となる高齢者・障害者の地域支援については、二〇〇〇年代半ばよりその必要性が指摘され、二〇〇九年に厚労省による地域生活定着支援事業が開始、その実施機関として都道府県に地域生活定着支援センターが設置された。

保護観察所と協力しながら、矯正施設を出た後、生活の場を調整し支援する福祉サービスだけでなく、息の長い支援者のネットワークを構築するのがセンターの主な業務である（特別調整と呼ばれる）。水藤によれば、二〇一〇年代にはこうしたいわゆる出口支援だけでなく、刑事司法の初期にあたる被疑者・被告人の段階で、障害や高齢など何らかの援助ニーズのある人に対し、検察庁をはじめとする司法関係機関、弁護士、社会福祉士等が協働し関与する入口支援も広がっているという(3)。

しかしSさんの事例でもわかるように、増加傾向にある特別調整の対象にはならなくとも困難を抱える高齢受刑者は多い。安田は、高齢犯罪者は孤立や貧困などの「生きづらさ」ゆえに犯罪をするに至り、刑務所拘禁によってさらに社会で生きていく力を失っていく者が少なくないと指摘する。軽微な犯罪を繰り返す高齢犯罪者は、この社会的排除と犯罪のスパイラルに巻き込まれていて、自力で抜け出すことが困難だという(4)。また高齢再犯者に対する調査では、約七割が半年以内に再犯に及んだという報告がある(5)。

塀の中で出会った当時のSさんは、刑務作業ではリーダー格、また刑務所内の複雑な人間関係にも適応していた。ただ、身元引受をしてくれる人がいないので更生保護施設への入所を希望し、そこから単身生活へ移行しようと考えていたようだ。懸念されるのは「住む場所はあっても、誰とも会話のない孤立した暮らし」、つまり以前と同じ生活に戻ることだ。私は教育が終了してもSさんのことが気になり、生活環境を変えなければまた同じことの繰り返しになるのではないかと思った。本人にそのことを投げかけてみたが、これまで一人で自由気ままに生きていたから、施設などルールに縛られる生活は窮屈だという。ただ、窃盗の再犯防止教育を受け、ほかのメンバーの話を聞いたり、生活の中で困っていたことを共有したりして、自分だけが大変なのではないとわかったのはよかったと話した。

私は刑務所の職員と相談し、Sさんの細かな生い立ちや暮らしぶりについて聞き取り、生活の支援者を見つける必要性について伝えた。本人は初めはピンとこなかったと思うが、「一人で話す相手もいないから、何時間も公園で家族連れを見ながら過ごす時があった」など、孤独を抱えていた心情を少しずつ吐露するようになっていった。そして、社会へ戻ったら今度はこれまでと違う生活をするというところまで気持ちを固め、更生保護施設を経て、リカバリーの支援へとつながった。

篠崎は、高齢受刑者の釈放後の支援ニーズに着目し、地域生活定着支援センターとは別に、独自に高齢受刑者の地域生活支援を実施する法人職員（支援者）へのインタビュー調査を行い、その要約内容分析によって、支援者が感じている支援課題を二二のコード化単位、九の文脈単位、そして三つのカテゴリーに集約している（表1）。調査の問題意識として篠崎は、先行研究では、刑事司法システムの対象となった高齢者の地域生活を見据えた支援を論じる際に地域生活定着支

表１　支援者が感じている支援課題（文献６をもとに筆者作成）

カテゴリー：支援対象者を限定しない柔軟な支援の必要性

文脈単位	コード化単位
既存の支援枠組みから漏れる人々への支援の必要性	・更生保護の処遇期間を終えた後の支援 ・定着支援センターでの支援対象にならない対象者への支援 ・介護保険サービスにも障害福祉サービスにも該当しない高齢対象者への支援
本人の周囲の人々への支援の必要性	・家族に対する支援 ・帰住先の地域の支援者との連携

カテゴリー：地域生活を継続する上で必要な支援の不足

誰かと過ごせる居場所の必要性	・日中活動の支援 ・いつでも立ち寄れる居場所の必要性
生活スキル獲得に向けた支援の必要性	・食事に関する支援 ・社会的スキルの獲得に向けた支援 ・金銭管理に関する支援
心理的サポートの必要性	・いつでも相談できる関係性の構築 ・自己有用感を醸成するような支援
ニーズが変化した場合の対応	・終結後再度つながれる関係性の構築 ・サービスや生活の場の変更
当事者視点の支援の必要性	・自己決定の重要性 ・支援を希望しない者への対応 ・過去のことを話せる場や関係性の構築

カテゴリー：社会資源の調整や連携における課題

帰住先となる地域での連携の難しさ	・地域からの理解の得られなさ ・支援者からの支援拒否 ・民間であることを理由にした連携の難しさ
限られた社会資源の中で行う支援の難しさ	・地域間の格差 ・対象者にとってのサービスを選択できる環境づくり

援センターに言及されるが、実際には多様な担い手が存在することが推察されるにもかかわらず、その支援実態が十分明らかにされていないと指摘する。(6)

Sさんの前回釈放から今回の事件が起こるまでの私たちの支援、およびそこでの問題意識と篠崎のインタビュー調査の結果は、非常に重なるところが多い。ただ私たちは、「さまざまな被害体験を背景にもちながら、精神的不調や障害を抱える人」を支援対象とし、障害者総合支援法のもとで活動しており、初めから刑事司法システムの対象となった人を支援する目的で設立・運営されているわけではない。しかし、開設当初よりアディクション問題に深くかかわってきたことから、覚醒剤などの違法薬物使用による受刑体験のある人を引き受けてきた経験が長い。以下では、篠崎の分析から得られたカテゴリーを使いながら、私たちの支援を、その課題も含め振り返ってみることにしたい。

Sさんへの支援を振り返る

最初のカテゴリーである「支援対象者を限定しない柔軟な支援の必要性」については、既存の支援枠組みから外れる場合に、そのニーズも含めて発見されないまま埋もれてしまうことがあるのではないかと考える。私自身、刑務所の中で窃盗という犯罪を犯した女性たちと出会うことがなければ、その状況を知ることもなかった。そして何度も服役を重ねてきたSさんが地域社会に戻る際に、ほとんど具体的な計画がないのに「なんとかなる」と話すことに大変驚いた。

支援対象者を限定せず地域で引き受けていくには、自分たちの団体や組織が、地域の中に、医療機関や福祉・介護サービスだけでなく、縦割りの隙間（ニッチ）を埋めていくような横のつながりをもっていることが重要になる。Sさんの場合には、メンタルクリニックにおける診断（窃盗症）が障害福祉サービスの支給決定につながっている。地域生活三年目頃から物忘れが増え、今後の生活を考えて、介護保険サービスの利用を視野に、地域包括支援センターをはじめ多くの機関に相談した。しかし本人との診察のみによる介護認定申請では「該当しない」という結果で、支援枠組みの移行（次の支援機関へバトンを渡し、つなげていく）が想像していた以上に困難だとわかった。

リカバリーはこれまで、援助期間をゆるやかに設定し、社会へ戻っていくいわゆる「通過型支援」を行ってきた。しかし支援枠組みから漏れてしまう人は、ほかに支援の場が見つからない場合が多く、支援期間が長くなる。長期的支援による安定はみられる反面、ニーズの変化に支援の内容がマッチしない、あるいは支援の目的が曖昧となるデメリットも生じる。Sさんの場合は偶然、高齢者雇用という枠でアルバイト就労が決まったので、就労継続支援B型の利用終了となった。しかしその後、新型コロナウイルス感染拡大の影響を受け、飲食店での仕事がなくなってしまう。またグループホームで緊急性のある人を引き受けることになり、単身生活へとSさんを送り出した。しかしこれが、今までのように社会に再び参加する場を見つけていくという意味の終結でないことは明らかだった。

二番目のカテゴリーである「地域生活を継続する上で必要な支援の不足」には、十二のコードがある。Sさんの支援ではこのほとんどすべてを実施してきたが、課題も残った。

Sさんはとにかく身体を動かしていたい人だ。B型は、障害のために一般就労が困難、あるいは継続できなかった人を対象として、雇用契約を結ばない福祉的就労を行う場である。ただ私たちの運営するB型には少し特徴がある。そこでは働くだけでなく、自分が抱えている生きづらさについて、向き合うこと、考えること、人との関係の中で回復（リカバリー）していくことを目指して、「プログラム」と呼ばれるグループワークが組まれている。Sさんは刑務所内で行う、いわゆる単純作業には慣れていた。そのため、私たちが近年力を入れている農作業には、身体的にはきついが人一倍張り切って参加してくれた。しかし多くの情報をもとに社会生活における枠組みを理解する、自分の考えや感情を言語で表現する、生活スキルを学ぶなどのプログラムに関しては、戸惑いを見せることが多かった。

とくに金銭管理では、毎月の収入（Sさんの場合は老齢年金と生活保護費）を支出項目に応じて「振り分ける」という経験がなかった。手元にあれば使ってしまい、貯金する習慣もあまりなかったので、月末になると家計が苦しくなる。本人の窃盗は、こうした家計管理の難しさを引き金として起こりやすい。元来経済的なゆとりがないので、間違えると途端に苦しくなってしまう。

しかしスタッフが介入するには当初は抵抗があった。ここに、コードの一つにある「自己決定の重要性」という点で、「援助者発信の支援ニーズで、当事者は仕方なく承知」の構図が見える。犯罪に結びつくリスクがなければ、本人が間違う自由も大切にしたいと思いながら、そのように悠長な構えではいられない事情もあった。しかし具体的に手元にお金が少なくなって困るという現実に何度も直面することで、徐々に金銭管理を受け入れていった。

またSさんの場合、度重なる受刑生活のため、地域生活の経験が年齢の割に乏しい。さらに社会の仕組み自体が急速にデジタル化したことも、本人にとって負担となった。情報収集や申請手続きが紙からウェブへ切り替わりつつある中、スタッフとの連絡もメールやLINEが主流である。今後もデジタル化が進む中で取り残されていく可能性が大きい。二つ折り携帯からスマートフォンになり、操作についていろいろ説明をしてはみたが、検索は苦手なままだ。

それでも以前は困っても誰にも相談しなかったSさんが、細々したことをいつでも相談できる関係がつくれたことは大きな変化だ。本人は私たちの支援につながった初めの頃、「何をどこまでスタッフに頼んでいいのかわからない」と話していた。忙しそうに動いているスタッフに声をかけられないし、不機嫌な態度を示されると「この人は駄目だ」と関係の構築を早々に諦めることもあったと打ち明けた。けれど自分の孫くらいの若い利用者たちが、スタッフと時にぶつかりながらも自分の気持ちを伝えている様子にハッとしたという。Sさんはよく「姉妹だってわかってくれないのに、他人に私のことなんかわかるはずがない」と言う。私たちはそれを否定しない。

だが自分に何が起こっているか話してくれなければ、私たちにはわからない。

また時間の経過とともにSさんは、子どもや孫世代くらいの利用者たちにとって〝よい聴き手〟となった。愚痴を聴きながら、スタッフとの関係づくりで自分も苦労した話をしていた。それは本人にとって自分が誰かの役に立てていると感じる貴重な機会だった。さらにほかの利用者が課題を抱えながらでも支援を終了し、次の段階へと進んでいく様子を見て驚いていた。


三番目のカテゴリーは「社会資源の調整や連携における課題」である。これまでも、具体的な連携の段階になった時点で、先方の支援者にに対象者の受刑体験を明かすようにしてきた。初めは驚かれるが、先方がもつ「犯罪者」というイメージと目の前の本人が一致しないということがわかれば、不要な警戒をせず相談に応じてくれることがわかってきた。ただし一般就労の場合には、完全に秘匿することが多い。Sさんの場合は、ボランティア活動に関心をもち、養成講座を受講し登録したが、本人の細かな事情は伏せている。

Sさんがグループホームを出て地域にアパートを借りるときには、別のグループホームへの入居も検討した。しかしながら本人の年齢、そして受刑体験を明かした場合に受け入れ先が見つかっただろうかと振り返ると、おそらく相当難しかったと思う。ただ幸いなことに、リカバリーのある札幌市には多くの社会資源が存在する。次に再びSさんを地域で支える時は、制度の枠組みから漏れてしまう部分をも補完できるような、新しいネットワークを創造していけたらと考えている。

改めてカテゴリーに沿って自分たちの支援を振り返ると、たまたまSさんとの出会いがあってその再犯をなんとか防ぐことができないかと取り組んできた側面と、本人自身が生活に多くの困難を抱えていることから具体的支援を行い、高齢者支援にバトンを渡す側面の両方でかかわってきたと整理ができる。

地域における単身生活が始まっても、Sさんは時々私たちの運営するカフェでコーヒーを飲み、手作りのマスクを届けてくれるなど、ゆるやかな交流が続いていた。親しい利用者と食事に行くこともあると聞いていたが、今後、Sさんはどうしていきたいのかを聞いてみなければと思っていた矢先の再犯だった。

「自分ごと」として向き合う

冒頭に、環境調整や生活支援だけではSさんの再犯を防げなかったと述べた。私たちは何を見落としたのだろう。

単純なようだが、やはり「なぜ窃盗なのか」とSさんに問うことを避けてしまったのだと思う。もちろん、家計管理の必要性や、見通しをもって金銭を使うことの大切さを繰り返し伝え、むくれる本人をなだめつつ、買いたいものを我慢してもらったことは何度もある。しかし、窃盗との関連で、Sさんとどこまで共に考えてきたかと考えると、それはできていなかったのだ。本人は、自分の過去にふれられると被害的に受け取ってしまう。しだいに私たちも、Sさんの暮らしが安定していれば、再び窃盗をすることはないだろうと考えるようになっていた。

リカバリーの支援を利用している人のおよそ八割に、何らかのアディクションの問題がある。彼らにとって、ミーティングと呼ばれるプログラムは大変重要だ。薬物、ギャンブル、買い物など、のめり込む対象はさまざまだが、アディクションがもたらすプラス効果や、それを手放すとしたらどう行動を変えていくかについて、同じ問題を抱える利用者の話を聴き、自分も話をする。利用者には、私たちのプログラムだけでなく、自助グループへの参加も促している。生活を見直していくことや獲得すべき生活スキルなどは、Sさんの支援で行ったこととほぼ同じだが、私たちの支援を利用する数年間、彼らにはミーティングをしっかり体験してもらう。

自分の問題と向き合うのは、一人では難しい。最も人に隠したい駄目な部分、弱い部分を、ミーティングでは正直に話すよう周囲から勧められる。初めは自分のことだと認めたくないので抵抗があるけれど、他者の体験を聴き、正直に自分のありのままを話せるようになることで、自分がなぜ薬物やギャンブルを選んだのかということに、しだいに気がついていく。そしてアディクションを「自分ごと」として受け入れるようになると、自助グループという依存症者たちのコミュニティに帰属感をもち、孤立から解放されるといわれている。

受刑体験のある人の生活支援を続けていると、同じ困りごとが繰り返し出現する。私たちはその理由を検討していくのだが、本人はどこまでも「自分ごとではない」感じで、戸惑うことが多い。今回のSさんの再犯から、「なぜ窃盗なのか」という問いを、本人自身が「自分ごと」にするかかわりが十分ではなかったと痛感している。

Sさんとの関係はこれからも続いていく。最後に別れる時、本人は、入所前に段取りを組んでアパートを整理し、生活保護課にも所定の手続きを済ませたのは初めての体験だと話した。そして涙目になりながらも、その表情は落ち着いていた。

「最初は、もういいや、と思っていた。でも裁判で情状証人に立ってもらったし、もう一度みんなの中にいられたでしょ。刑務所へ行くことは本当に悔しい。自分が事実を正直に伝えたいと思う人にちゃんと話しなさいって言われたでしょ。そんなこと無理だって思った。でも時間をつくってもらって、打ち明けた。そしたらさ、みんなが、帰ってくるのを待ってるからね、と言ってくれた。もうね、絶対もう刑務所には行きたくないから」

私たちもそれを願い、「なぜ窃盗なのか」という問いについて、さらに考えていこうと思う。

文献

（1）大嶋栄子「受刑体験のある女性への支援―〝それでも生きていく〟人生を支える」『ヒューマンライツ』

三五二号、二〇一七年、一五―二二頁

(2) 江川紹子「【老いゆく刑務所】(1) 背景には高齢化社会の孤独、貧困、そして厳罰化も…」二〇一六年(https://news.yahoo.co.jp/expert/articles/2620ecbf5d07e845212b272bec5762146f43f611)

(3) 水藤昌彦「近年の刑事司法と福祉の関連にみるリスクとセキュリティ――福祉機関が『司法化』するメカニズム」『犯罪社会学研究』四一巻、二〇一六年、四七―六一頁

(4) 安田恵美「高齢犯罪者に対する地域生活定着支援センターによる支援」刑事立法研究会編『「司法と福祉の連携」の展開と課題』現代人文社、二〇一八年、二八五―三〇〇頁

(5) 法務総合研究所「研究部報告56　高齢者及び精神障害のある者の犯罪と処遇に関する研究」二〇一七年(https://www.moj.go.jp/housouken/housouken03_00091.html)

(6) 篠崎ひかる「刑事司法システムの対象となった高齢者の地域生活を見据えた支援の展開と課題　支援者へのインタビュー調査から」『社会福祉学』六一巻、二〇二〇年、八七―一〇〇頁

第13章　「女子依存症回復支援モデル」のスタート

女性受刑者処遇の変化

二〇一五年から二〇一九年にかけて、札幌市にある女子刑務所で非常勤職員として仕事をした。きっかけは、二〇一三年に立ち上げられた「女子刑務所のあり方研究委員会」の提言を踏まえ、二〇一四年から始まった法務省の「女子施設地域連携事業」である。その目的は、女子刑務所において看護師、助産師、歯科衛生士など、さまざまな専門職がネットワークをつくり、女子受刑者特有の問題に着目した処遇の充実を図るというもので、(1) 私は精神保健福祉士として、窃盗で受刑中の人たちを対象としたグループワーク（刑務所内では一般改善指導と呼ばれる）や、覚醒剤事犯のグループワーク、そして重い精神症状のため工場に出業できない人への面接などを行った。

リカバリーはこれまでにも、刑務所や少年院から女性たちを引き受けてきた。また私は精神科病院で薬物依存を治療する人たちも多く見てきた。行き着く先が刑務所であれ、精神科病院であれ、薬物依存が深まっていく背景には、快楽の追求というより、むしろその個人が抱えてきたどうにも消せない暴力の記憶や、度重なる排除の体験がもたらす痛みなどが見える。二〇二〇年には法務総合研究所が国立精神・神経医療研究センターと共同で行った「薬物事犯者に関する研究」はその要旨で「食行動の問題や自傷行為、自殺念慮等の精神医学的問題については、女性の覚せい剤事犯者により多く認められ、また、女性の覚せい剤事犯者はDVの被害経験や小児期逆境体験等も抱えるなど、より多角的かつ慎重な介入が求められる」と述べ[2]、加えて覚醒剤のような違法薬物がもたらすメリットには男女で差異があるとして、以下のように指摘する。

覚せい剤使用による本人にとってのメリットを見ると（中略）全体で見ると、「性的な快感や興奮を得られる」、「集中力が増す」、「ゆううつな気分や不安を忘れることができる」の順に選択率が高かったが、男女別に見ると、これらのうち上位二項目は、男性の選択率が有意に高かった一方、女性は「現実逃避ができる」、「やせられる」、「痛みや身体症状が和らぐ」、「自分に対して自信を持つことができる」及び「人見知りせずに人とうまく話せるようになる」の選択率が有意に高く、覚せい剤を使用するメリットに関する認識には男女で差が見られた。[3]

こうした指摘は、地域生活に軸足を置いた実践をしていればとくに驚くようなことではない。むしろ全国で女性依存症者の援助を行う人たちの間では、自明のものとして共有されてきた知だと思う。だから私たちは薬物使用が止まるかどうかより、彼女たちが置かれている環境それ自体をどれだけ変えていけるかに腐心することが多い。お金が回らない、先々への不安で押しつぶされそうになる、同居の子どもをケアするエネルギーが落ちていくなど、いくつもの困難が重なって押し寄せる中で、まずは何を優先して解決したらいいのかという具体的な見立てや方法が必要になる。自分に何が起こっているのか理解したうえで薬物への依存について考えるとか、向き合うという作業は、そうした状況がかなり落ち着いてからでないと難しい。

刑務所「処遇」が抱える限界

このように、二〇一五年の時点で二十年以上を精神科医療と地域における生活支援の中で過ごしてきた私の実践感覚や先行研究などで集めてきた知見と、刑事施設における「処遇」と呼ばれるものの間には、かなりの隔たりがあった（だから、塀の外の専門職が中に入ることで、何かが変わるわけでないことは承知していた）。その隔たりを認識しながらも私が塀の中に入ってみようと思ったのは、これまでブラックボックスのように見えなかったものが見えるかもしれないと考えたからだ。私たちはこれまで、同じ薬物依存でも受刑体験のある人のほうが生活支援は大変だと感じてきた。それがなぜなのかを説明できるまでには至らなかったのだが、実際に塀の中を見ることで、私たちが悪戦苦闘している彼女たちへの援助を見直していくことにつながるのではと考えた。

そしてその予想は間違っていなかった。

彼女たちと塀の中で個別に面接し、グループワークにおける発言などを頼りに事件（窃盗や違法薬物使用）に至る生活の様子をくわしくたどってみると、犯行の直前、彼女たちはかなり追い詰められた状況にあったことがわかる。しかし彼女たち自身はまったくと言っていいほど、その切迫感に気づいていない。さらにそれらの切迫感を整理していくと、子育てや介護といったケア役割を一人で担い、また働いていても非正規雇用であり労働条件も決して安定しない（その条件が不適切かどうか判断することも難しい）だけでなく、社会保障制度を活用できないことや借金が増え生活が立ち行かないなど、八方塞がりともいえる暮らしの様子が見える。

だがこのような状況は個人的な責任として片づけられてしまっていいのだろうか。多くのケア役割が女性の側に期待され、なかば押しつけられる現実。また同じ仕事内容であっても非正規雇用で雇用調整の対象とされ、男性との賃金格差も大きいという事実は、私たちの誰もが知っている。その意味では受刑者となった女性たちの抱える困難は、実際には社会的なこと、すなわち女性がこの社会で生きることに伴う困難と通底している。だがこうしたマクロな視点から自分のした行為を捉え返す機会は、塀の中にはない。

そしてどのような困難があったにせよ罪であることに変わりなく、それは個人が反省すべき問題だとされ、逆に行為の背景に目をやることは「言い訳」と見なされる可能性がある。だから、彼女たちの多くは自分に何が起こっていて、どのように切迫感を募らせながら、最終的に違法行為へと向かったのか、決して深く振り返ることはないのだ。塀の中は、構造的に社会生活とはまったく異なるルールによって毎日の営みが粛々と進む。彼女たちのほとんどは、ひたすら時間の流れに身を委ね、推奨されるフォーマットに沿って反省の弁を述べて、釈放される時を待っているだけだ。しかしそれで本当に再犯は防げるのだろうか。

短い期間だが女子刑務所で働く体験を通してわかったのは、刑務所の中でどのように「処遇」の充実があったとしても、それが生活と切り離された場所と時間で行われる限り、限界を抱えざるを得ないということだ。言い換えるなら、そこで体験したことを現実の生活に落とし込んでいくような回路がない限り、どんなに重要な気づきでもすぐに忘却されてしまうだろう。

私たちが受刑体験のある人を地域で迎え入れ、生活に根ざした変化を促すためにコミュニティアプローチを始める時、本人は〝服従か反抗か〟という二極化された反応を見せることが多い。服従とは自分で考えることの放棄を意味し、反抗は援助関係からの逃走を暗示する。塀の中で聴取された生活史を見ると、多くが幼少期からさまざまな逆境を体験している。安心して誰かを頼り、受け入れられ、相談をしながら困難を解決していく体験をした人は稀で、そのような愛着形成の機会をほとんどもてないまま、結果としてその場しのぎ的な犯罪行為を繰り返したように読める。本人と援助者双方がこの〝服従か反抗か〟という緊張関係を解いていくには、多くの努力と時間を必要とする。

塀の中ではとにかく自分の現実から目をそらし、「出たらなんとかなる」と繰り返している人が多かった。それがなぜなのか、はじめはわからずにいたのだが、自分の中心にある大きな課題に気づかぬようにして刑期を過ごすことが、彼女たちにとっては重要なことなのだと気づくに至った。それが塀の中で自分を守るための、彼女たちなりの過ごし方なのだ。

そしてこの気づきは、私たちがその後彼女たちと付き合っていくうえで重要な視点となっていった。

刑事施設における薬物事犯者への新しい処遇

「令和二年版 犯罪白書」では、「第5章 薬物事犯者の処遇等／第2節 矯正」の中に、「刑事施設内における薬物犯罪の受刑者に対する近年の処遇」というコラムがあり、ここでは薬物依存離脱指導の新実施体制（以下、新指導）、そして札幌刑務支所内で始まった「女子依存症回復支援モデル」が紹介されている。コラムでは、二つの新たな取組は、刑事施設を出所した後の処遇等にいかに効果的につなぐかを重視している点で共通していると述べている(5)（強調引用者）。

新指導では、薬物使用を依存症という疾患として捉えることと、社会内において継続的に治療や援助を受ける必要性を対象者に認識させることが新たな視点として加えられた。また刑事施設が薬物や出所後の生活から隔離されていることを鑑み、出所後の生活を具体的に検討できるような働きかけを重視し、指導を担当する職員は社会内処遇との連携を強化する必要があるとしている。

新指導の開始は二〇一六年で、ちょうど私が塀の中で働いていた時期と重なる。私が主に担当していたのは窃盗事犯の改善指導だが、途中から新指導におけるプログラムの一部を実施する機会に恵まれた。新指導では、「薬物の再使用をしない」という強い決意をもたせるそれまでの指導から、断薬への動機づけを高め、再使用に至らないための知識およびスキルを習得させる指導に変更されている。また、対象者の事情に応じて柔軟なプログラムの提供を行うことに重点を移し、自助グループのメンバーを招いて話を聞くことも組み込まれるなどして、刑事施設だけでは完結しない薬物依存症からの回復について、繰り返し伝えていた。しかし塀の外で薬物依存の自助グループに新しい女性の仲間たちがつながってくる話を聞くことはほとんどなかった。たまに塀の中で自助グループのことを聞いたと参加する人がいたとしても、いつの間にか姿が見えなくなるという。それはなぜなのだろうか。

刑事施設から地域生活に戻ると、強制的な隔離の前に（先述した〝切迫感〟としては認識されなかったが）存在していたいくつもの生活課題が、そのまま残されていることが多い。彼女たちが地域生活に戻ってすぐは、課題の解決に取り組むまでの時間的猶予を与えられたとしても、数ヵ月もすると、「そろそろ手をつけないと」という圧力が、同居の家族をはじめとする周辺からかかってくる。一方、多くの対象者は保護観察処分を受けて釈放されるが、保護観察官や保護司との定期的な面接、刑の一部執行猶予の対象であれば、保護観察所における薬物乱用防止プログラムへの参加が必要だ。女性たちにとって、塀の中では「指導」という時間を与えられ自分を振り返ることができたとしても、その継続を支える仕組みは社会にない［注1］。

多くの女性依存症者にとっては、具体的で現実的な生活の困りごとが解決しないままに、自分の状況を振り返ったり考えたりするのは難しいと冒頭で述べた。当事者の女性たちからは、出所後の保護観察所でのプログラムや面接は当たり障りなく終えるようにしているという話をよく聞く。それは相談をしながら困難を解決していく体験をほとんどしていないことが背景にある。受刑前につくった借金の返済や気になったまま放置されている身体の治療といった話題について、話したとしても具体的な解決につながらないだけでなく、薬物使用を疑われるのではないかといった怖れも抱えている。彼女たちが生活の中でぶつかる困難をないことにせずに、必要な手助けを求めてよいと感じてそれを表現するには、相手に対する信頼が前提になる。この信頼こそ、目に見えないだけでなく築くことの難しいものであり、構築するプロセスも一様ではないため言語化するのは容易でない。しかし同時にそれなしには変化が進まないというのが現実だ。

塀の中から外へと処遇をつなげようとする試みの必要性は言うまでもないが、そこで使われる〝つながり〟が意味するものについて、私たちはもう少し具体的な議論をしていくことが必要ではないか。そして実際にそれらのつながりに関する調査と、持続を可能にする要因の分析は、同じくらい重要ではないかと考えている。

女子依存症回復支援モデル

もう一つの新たな取り組みである「女子依存症回復支援モデル」だが、先述のコラムでは次のように記述されている。

「女子依存症回復支援モデル」の試行は、令和元年度から、札幌刑務支所に設置された「女子依存症回復支援センター」で事業が開始されている。事業委託を受けた特定非営利活動法人により、おおむね六か月から二年間の期間でグループワーク等の集団処遇が実施されるが、そのプログラムには、未成年の子を持つ女性受刑者に対応した内容、女性特有の精神状態の変化や不定愁訴に関する事項等が盛り込まれ、出所後も継続実施できる構成となっている。従来の施設内処遇と異なる点として、受講者がプログラム期間中の平日は毎日プログラムを受講すること、受講者グループによる自主性を重んじた共同生活により所内生活を送ること、出所後は、同プログラムを実施する依存症回復支援施設に帰住又は通所等して継続した支援を受けることなどが挙げられる。五年度までの五か年の事業計画であり、効果検証の結果を踏まえて、その後の事業継続について検討がなされる予定である。(5)

文中にある事業委託を受けたのがリカバリーだ。

法務省が女子施設地域連携事業や新指導という取り組みを経て、さらに踏み込んだ事業を試行しようとしている。もしこれを受託することになれば、その骨組みを構築するだけでなく、女子依存症回復支援センターで実施するプログラムの作成や実施にかかわる業務を行い、そして出所後の彼女たちの伴走支援という重大な任務を負うことになる。初めはとても私たちのような小さな団体にできることではないと思った。

これまで女性の依存症だけでなくトラウマや暴力との関連について共に研究をしてきた上岡陽江さん、そして人権の観点から幅広く世界の先駆的な薬物政策や取り組みについて学び、日本でそれを実践する古藤吾郎さんの二人には、事業について何度も相談させてもらった。それぞれの経験や知識を共有していく中で、「私たちの対象者観や援助論は、法務省のそれとは水と油のように混じり合うことが難しいという現実を認識する必要がある。受託した後に、事業に対するさまざまな提案が変更を強いられる可能性が高いかもしれない。それでも、塀の中の女性たちの現実を変えていくことに一ミリでも貢献できるのなら、後はリスクをとるかどうかだ」という結論に達した。二人をはじめいろいろな方々と議論しながら整理したことで、自分がどこにいるのか、このプロジェクトで何を目指すのかがクリアになった気がした。

一方で、これまで小さな団体なりに、アディクションを抱える女性たちを地域社会で支える取り組みをしてきたことにはそれなりの自負もあった。暴力的な関係の再演を防ぐこと、具体的な暮らしに目を向け、本人が自分で迷いながらたくさんの体験を重ねること、人との関係における安全な距離をつかむこと、等々。それらはこの二十年、私たちが提供してきたプログラムと呼ばれるグループワーク、そしてグループホームでの暮らしを媒介し展開してきたものだ。たくさんのうまくいかないこと、失敗も含めた試行錯誤の繰り返しと、私たちの支援を通過していった多くの女性たちからのフィードバックによって、プログラムはブラッシュアップされてきたと言っていい。同じように少ない財源とマンパワーで、まさにgrass-roots（草の根）の活動として丁寧にアディクションを抱える女性たちと付き合ってきた先達たちのゆるやかなネットワーク［注2］もきっと力を貸してくれるに違いない。何より、表面だけきれいな支援パッケージを提供するような人たちに、女性たちの大切なリカバリーを委ねてたまるかという気持ちもあったように思う。

しかしこの事業の対象者はおもに関東と北海道を帰住先とする。北海道における医療、保健、福祉、そして出所後のサポートを行う保護観察所でつくるネットワークでの体験はすぐに活かされる実感があったが、関東についてはまったくの未知数だ。事業がスタートし最初の出所者が地域へ出るまでに、とても間に合うように思えなかった。ここでも、上岡さんや古藤さんが積極的に東京周辺の状況を教えてくれたが、楽観はできないことがわかった。また法人内部では、新たな人材の獲得も必要だが、果たして支援モデルの共有が可能なのかという声、これまで実践の先頭に立ってきた私の立ち位置が大きく変わることへの不安も噴出した。

アディクションは意志の問題、個人の責任と片づけられてしまうことが多く、女性たち自身もそれを内面化してしまいがちだ。そこに受刑という体験が加わることで、どれだけ多くのスティグマを負うことになるかは想像に難くない。だからこそ、彼女たちは、誰も自分のことは理解できないという他者への不信感、あるいは疎外感に苦しむ。もし、最も過酷な状況にある女性たちに、私たちが地域の中で見出した支援のモデルを届けることができたら何が起こるだろう。もし、地域社会へ戻ってからも支援を継続することで、彼女たちを取り巻く環境に小さな変化を起こすことができたら何かが変わるのか。それをやってみることが今ここからの、たった一ミリでも、前進につながるのではないかと思い、企画書を書き上げ法務省に提出した。

事業の核となるテーマを「塀の中と外をつなげるための切れ目のない支援」とした。これまでの体験から、人は（困難な体験を繰り返してきた人であればなおさら）簡単に〝つながる〟ものではないと思う。互いが置かれた立場や経験の違いを尊重し、またそれへの想像力が働くならば、社会の中にここまで多くの孤立は生まれない。〝つながる〟の意味を考え続ける、そして諦めないという気持ちをこめた。

こうして法人は事業を受託し、半年間の準備を経て二〇二〇年四月に塀の中でプログラムが始まった。しかし事業の開始と同時に想像もしていなかった新型コロナウイルス感染拡大に直面し、前途多難なスタートを切ることとなった。私たちが持ち込んだ支援モデルは果たして塀の中に何か変化をもたらしたのか。また、塀の外へとつなげるための切れ目のない支援の実態とは、何だったのか。それらを次章以降で紹介していこう。

［注1］子どもを短時間保育してくれる無料保育サービス、出所後に生活資金を担保なしで借りられるサービス、治療機関までの送迎、各種行政手続きについて記入や提出までの流れを一緒に行ってくれるサービス等々をここでは想定している。

［注2］女性依存症者であり、援助者でもある女性たちでつくるゆるやかな相互支援グループ「豆の木ネットワーク」は、研修だけでなく、自分たちの健康を維持するためのセルフケアに力を入れている。

文献

（1）法務省「平成二九年版　犯罪白書—更生を支援する地域のネットワーク」二〇一七年（http://hakusyo1.moj.go.jp/jp/64/nfm/n64_2_7_3_1_4.html）

（2）法務総合研究所「研究部報告六二　薬物事犯者に関する研究」二〇二〇年、ii頁（https://www.moj.go.jp/housouken/housouken03_00025.html）

（3）同上、二二頁

（4）大嶋栄子「塀のなかの女性たち—今こそソーシャルワークを」信田さよ子編『女性の生きづらさ—その痛みを語る』（『こころの科学』SPECIAL ISSUE）二〇二〇年、九三—一〇一頁

（5）法務省「令和二年版　犯罪白書—薬物犯罪」二〇二一年、三四九—三五〇頁（https://www.moj.go.jp/content/001338450.pdf）

第14章　私について、私が知る

女子依存症回復支援センター

前章では刑事施設における女性受刑者への処遇が、女性が抱える特有の困難性に着目するかたちで変化していく経過と、とくに薬物事犯について「女子依存症回復支援モデル」と呼ばれる新しい取り組みが札幌刑務支所で始まった経緯について紹介した。このモデルは刑務所の一角に「女子依存症回復支援センター」（以下、センター）と呼ばれる特別な空間をつくり実施された。

センターは昼間にプログラムを実施するための空間、「みのり寮」と呼ばれる居室、そして刑務作業の中で中心となるいちご栽培を行う作業棟（ビニールハウス）の三つによって構成されている。プログラムを実施する空間を私たちは〝センター〟と呼んでいたが、十〜十二人程度の集団が使用するミーティングルームが二つあるほか、個別に面接が可能な部屋がいくつかと、センターの職員や外部の関係者が定期的な打ち合わせやミーティングなどで使用する部屋がある。中央のホールでは花束の製造や軽作業などいちご栽培以外の刑務作業が行われていた。

センターの中では「みのり寮」の居室が見学者の目をひく。地域生活をイメージさせるようすべて個室で、そこにはベッドと机、衣類を収納するクロゼットが配置された。調度品が入り、初めて部屋を見せてもらうと、刑務所だということを忘れるような空間になっているだけでなく、生活をする人への配慮と温かさが感じられた。

「みのり寮」の共有スペース（ホール）には、グループホームでいうリビングのように、テレビや入所者たちが歓談できるテーブルと椅子が置かれた。また、洗面所と風呂のほか洗濯機と乾燥機も置かれ、入所者が自分で洗濯をするようになっている（通常の刑務所では、洗濯工場と呼ばれる部門が受刑者の衣服の洗濯を刑務作業として実施している）。そこでは、入所者の暮らしを少しでも地域社会でのそれに近づける工夫がされていた。

居住空間だけでなく、センターにおける大きな特徴は、半日を「プログラム」と呼ばれる薬物依存症からの回復を目指す時間にあてることだ。残りの半日は刑務作業を行うのだが、従来にはないユニークな作業が導入された。それが春から秋にかけてのいちご栽培だ。いちご栽培のためにビニールハウスが建てられ、栽培に関しては専門技術の提供を得て始まった。自分たちで大切に育てたいちごを収穫するのは、入所者にとって格別に嬉しい時間のようだ。私も毎年いただいて食べたが、栽培された二つの品種はどちらもとても美味しくて、その感想を伝えると、いつも彼女たちの笑顔がいっそう輝いた。

依存症回復支援プログラムの目的

まず私たちがモデル事業の概要として法務省から示されたのは、次のような内容である。

東京及び札幌に帰住を予定している薬物事犯女子受刑者三十名程度を、各グループ十五名程度のグループに編成し、同じ問題を抱える人の目的意識的なグループの中で、女子依存症回復支援プログラム（以下『プログラム』という。）を受講させる。一日におけるプログラムの受講時間は、刑務作業等の時間を考慮して決定し、グループミーティングを実施するなどして、自身が薬物使用に至った背景などに焦点を当てるとともに、週に一回程度面接を行い、受講者の心情把握に努め、社会内においても、継続的に薬物依存からの回復に向けた治療及び支援を受けることの必要性を認識させることを目的とする。(1)

ここにはプログラムの目的として二つのことが掲げられている。一つは、本人が薬物使用に至った背景に焦点を当てていくこと、もう一つは、出所後も薬物依存からの回復に必要な治療や援助を継続することが必要だと認識することである。これは、二〇一六年に開始された薬物依存離脱指導の新実施体制（新指導）の考え方に基づいているが、モデル事業ではさらに踏み込んだ表現となっている。なお新指導ではこのほかに、刑事施設が薬物や出所後の生活から隔離されていることに鑑み、出所後の生活を具体的に検討できるような働きかけを重視すること、そして社会における支援との連携を強化することが述べられている。(2)

しかしこの画期的ともいえる大きな指導方針の変更と実施にもかかわらず、それが再犯入所率の低下という目に見える変化には直結していない。おそらくこうした背景があって、モデル事業ではこれまで以上に思い切った取り組みをしようとしている。

私は薬物依存を疾患であると同時に、女性たちが抱える困難への自分なりの対処法と捉えているので、治療や援助につながったとしても再使用は起こると考えている。センターにおけるプログラムで重要なのは、編入された彼女たち（センター生）が薬物を使用することで対処しようとしたさまざまな課題や困難をまずは知ることだ。そして社会生活に戻った後、その課題や困難を自分一人でなく、周囲の助けを借りながら解決していくことができれば、結果的に刑事施設へ戻ることがなくなるのではないかと考えていた。薬物使用を止めることがゴールではなく、薬物使用を必要としない生活を送れるような環境の整備が重要だと捉えていた。

こうした考え方や手法は、これまで地域において実践してきたことだが、センターとは二つの点で前提が異なる。まず一つは、プログラムへの参加も離脱も最終的に本人が決める。次に、生活をしていると本人が避けられない困難は現実として目の前にある。これまでのように薬物使用で対処しようとしてもどうにもならない時、本人は自分のやり方を変える必要に迫られる。

一方センターは刑務所側が候補者を選定し、面接のうえで最終的に本人が希望すれば配属される。またプログラムではできる限り出所後の生活を具体的に検討できるような働きかけをしたいが、塀の中では圧倒的にリアリティに欠けてしまう。仕方なくそれを情報や想像力で補うが、再使用しながら軌道修正はできない。「今度は大丈夫だと思う」という根拠のない自信（あるいは現実に直面することへの回避）に阻まれ、プログラムが行き詰まってしまうことが予想される。だからこそ塀の外でもプログラムを続けることが必要なのだが、果たしてどこまでセンター生たちが実行するのかは当初は未知数だった。いずれにせよリカバリーが実践してきた内容を、そのままセンターに持ち込めばよいということではない。いかにセンターが開放的処遇を目指すといっても刑務所であるのに変わりはない。プログラムの内容を塀の外の現実に近づけるには大きな制約がある中で、先述の目的に近づけるにはどうすればいいか。それを考え形にするのが私たちに与えられた課題だった。

コア・プログラム『回復の道しるべ』

プログラムの中核になるのは、薬物使用に至る背景に焦点を当てながら、同時に依存症の回復について考える、教育プログラムである。プログラムはおおむね十名前後のグループで、一回九十分という時間枠にて実施されるが、その大部分は言語を媒介にする。またコア・プログラムは、コア（中心）という名の通りプログラムの基本的な考え方となるもので、薬物依存を疾患として捉える医療モデルと、女性の生活問題として捉える社会モデルを融合させたものだ。とくに、トラウマ体験との関連、日本社会における強い性別役割意識が、回復に向けた取り組みと子育てやパートナー関係との間で引き裂かれてしまう課題、また、自身の身体へ関心を向けセルフケアする必要性など、ジェンダーの視点を重視して構成し、執筆した。編集は敬愛する大野祐子さん（ヘウレーカ）、またイラストとブックデザインは上岡陽江さんとの共著『その後の不自由』(3)でご一緒した加藤愛子さんが引き受けてくださり、素晴らしいチームで作業を進めることができた。

このテキストのもう一つの特徴は、「回復支援センター編」と、出所後に実施する「地域生活編」の二部構成になっていることだ。回復に必要な治療や援助を継続することが必要だと認識するだけでなく、出所後もプログラムを継続できるよう、「地域生活編」は、社会生活が始まってから彼女たちが直面することの多い現実に基づいた内容とした。この構成は、コア・プログラムのテキストを持ち帰ることを意味している。特別な許可がない限り刑事施設で使用したテキスト等はそこで回収される。不要な情報が持ち出されることを防ぐなどの必要があるため、当初、二部構成というこちらの提案に対しては難色が示されたが、交渉の末になんとか承諾され、テキストはその目的に大きく一歩近づくこととなった。センターでコア・プログラムを進めている最中、「今度は大丈夫だと思う」の発言が出てきた時、ファシリテーターは「地域生活編」を開いてみ

表2　コア・プログラムの34セッション

1	Be in Prison　はじめに	17	きもち・考え・行動のつながり
2	はじめまして　あなたのことを教えてください	18	自分ではどうにもならない？ フラッシュバックについて
3	あなたがここにいる理由	19	トリガー（引き金）について
4	依存症（アディクション）ってなんですか	20	いま、ここへ戻る グラウンディングについて
5	依存症（アディクション）がもたらしたもの	21	お金を使いたくなる時
6	やめなければいけない？	22	ヒマと退屈
7	私と家族：ジェノグラムを描く	23	パートナーシップについて
8	私の応援団：エコマップを描く	24	シラフはつらいよ
9	「使いたい」から「使ってしまった」のあいだ	25	グチと相談 ①なぜ相談が出来ないのか
10	わたしのきもち	26	グチと相談 ②“開かれた”グチを活用する
11	きもちとからだ	27	お断りの方法
12	変化していくわたしのからだ ①生身はつらいよ	28	回復の三原則 正直さ、こころを開く、やる気
13	変化していくわたしのからだ ②痛みの悪循環	29	女性の生きづらさ 性別役割と女性への差別
14	変化していくわたしのからだ ③朝は起きて夜は眠る	30	母と娘はむずかしい
15	変化していくわたしのからだ ④季節とからだ	31	家族との関係を修復する
16	わたしの思考回路・思考のパターン	32	依存先を増やす
		33	ここ（刑務所）から見える社会
		34	わたしにとってのリカバリー

るようセンター生たちに促す。そして内容や設問を読み合わせしながら、実際のところ何が起こるか、過去の体験も含めて振り返り、現実的に考えることができるのだ。

「回復支援センター編」は三四のセッションからなる（表2）。どのセッションにも、これまで上岡陽江さんと共同で研究してきた成果が反映されている。また多くの当事者の声を使わせてもらいながら、できる限り内容と表現がセンターに編入され、これを使用する彼女たちの多様な体験を反映するものとなるようこころがけた。テキストはテーマについて紹介し説明する部分と、設問に対して本人が体験を書き込む部分、セッションを終えて次回のセッションまでにさらに考えてほしい設問を配した「宿題」部分の三部構成となっており、ワークブックの要素もある。

セッションの内容と構成が決まった時、執筆にあたって最初に上岡さんから釘を刺された。それは①一セッションで扱うテーマに関して記述する文字数を八〇〇字前後に収めること、②平易な表現にすること、③専門家が正しい答えを知っているのではなく、受講する彼女たちの体験が豊かに語られるような質問を用意し、その体験から学べるようにすること、の三つだ。

どの指摘もなるほどと思わされるものばかりで、セッションごとのテーマを説明するにあたって大切だと思う項目を全部取りこぼさず書こうとすると説明が長くなる。データも載せておこうなどと考えるほど、一番伝えなくてはいけないことがぼやけてしまう。また、専門用語を極力使わないこともこころがけた。それはわかりやすい言葉というだけでなく、書かれてある内容が「あるある」と、読み手に近いものとして感じてもらえるように書くことを指す。これは思っていた以上に難しい作業で、結果として何度も書きなおすことになった。

各セッションのテーマは、それについて自分の体験を振り返りながら〝ある枠組み〟に照らして考えるという意味で重要なのだが、彼女たちの体験の多様性を可能な限り担保できるよう、自由な発言を引き出すような設問になっている。これを外してしまうと、「自分の体験をそのまま書いては的外れなのでは」という戸惑いが出てくる。少し脱線するが、センター生の多くが累犯者（複数回の受刑体験あり）で、入所回数が多いほどこれまでの受刑体験と照らし合わせて行動しようとする。それは、自分の考え、気持ち、そして体験を正直に話すより、「その場で求められる発言は何か」を察知して話すことを意味する。しかし、これではコア・プログラムだけでなく、センターにおけるプログラムのすべてが効果を発揮できなくなる。

上岡さんにコンテンツや表現を確認してもらいながら書き上げたテキストは、その後、内容や表記に関する法務省との細かなすり合わせを経て承認された。そして記念すべきこのテキストは、センターに配属された職員たちにより『回復の道しるべ』と名づけられた。

さまざまなプログラムの基本――私について、私が知る

プログラムは週五日、全部で十回行われるが、そのうちコア・プログラムは週に二回、次に紹介する「センター・ミーティング」が週三回、それ以外のプログラムはいずれも週一回実施される。なおプログラムを担当するのはセンターの職員であり、リカバリーは職員のスーパーヴィジョンを行いながら、必要に応じてプログラムを職員と一緒に運営した。

プログラムの多くは言語を媒介として自分の考えや感情、体験を表現するが、コア・プログラムでいきなり自分のありのままを見ていく作業は簡単ではない。そこで、言葉にする練習を「セ

ンター・ミーティング」で週に三回行うことにした。ここでは新聞記事や、社会で話題になっていることなど、さまざまなテーマがファシリテーターから投げかけられる。まずは自分がテーマに対してどんな考えをもっているか、あるいはどんな体験をしたか、自由に表現する。そして同時に、ほかのメンバーの話を聴く練習も行う。この「聴く・話す」の繰り返しによって、センター生は言葉で表現することに馴染んでいく。その体験は次にコア・プログラムで活かされる。また自分の考えや体験がほかのセンター生から共感を得る時、「自分だけではない」と感じることは、プログラム参加への意欲を高めることにつながる。ファシリテーターは毎回のウォーミングアップ（グループワークへの導入）からテーマ設定、読み物の準備に忙しい。しかしセンター生からこの時間は「ほかの人の考えや体験を聴くことで自分の視野が広がる」と好評だ。

これに対して「生活術」は、センター生のこれまでの暮らしを振り返り、これからの生活について考えるプログラムだ。薬物使用を繰り返す中で、暮らしはしだいに崩れ、それまで一定のリズムやスケジュールで過ぎていたはずの時間が変容していく。金銭感覚や食事に関しても狂いが生じ、不健康な状態に陥ることがほとんどだ。しかし本人たちはその後逮捕・勾留され刑事施設にやってくるので、こうした不都合な事実を忘れがちで思い出せないことが多い。残された家族はその後始末をすることが多いが、現実を忘れてしまう本人と現実に直面させられた家族の間では認識がずれ、感情的な対立が起こりやすい。また「生活術」は、これまでの暮らしを振り返りつつ、衣食住を中心とした生活の知恵やスキルなどを広げていく時間でもある。薬物使用が続いてしまう時とそうでない時の違いなどにも着目しながら、テーマに沿って振り返り、課題となる部分を抽出する。そのうえで、出所後の暮らしをどのように変化させていきたいかを現実に即して考えていく。

例として「女性の身体と健康」という単元を取り上げてみた時のことを紹介しよう。ちょうどメンバー全員が閉経を迎える年代であったことから、初回は各自に自分の身体に起こった変化（初潮、妊娠、出産、中絶、婦人科系の疾患など）を年表に記入してもらった。女性としての自分の身体に目を向けていくこと、更年期障害による不調があっても健康を保つことなど、資料を使いながらグループで検討することを目的にしたのだが、できあがった年表を見て驚いた。彼女たちのほとんどが、人生の早い時期に妊娠や出産、または中絶の体験があるだけでなく、婦人科系の疾患を患いながらも十分な治療を受けていなかったのだ。覚醒剤は痛みの軽減に役立つ一方で、使用が発覚することを怖れ受診ができず、病気の治療に大きな影響を与えていることがわかった。このように暮らしの細部に目を向けることによって、なぜ彼女たちが薬物使用に向かっていったのか本当によく見えてくる。新しい単元を実施するたび、彼女たちのこれまでの生活がリアルに浮かび上がる。

このほかに言語プログラムとして、「プリズン・ブッククラブ」と「自助グループの紹介ミーティング」がある。「プリズン・ブッククラブ」は先の三つと少し異なり、一冊の本をグループで読んでいく時間だ。物語の世界を通して、自分の中にあるワクワクする感じ、ハラハラしてしまう気持ちなどを「味わってもらう」のが目的である。世代によってはインターネットの情報にしか接したことがなく、家で本を読む習慣のないセンター生もいる。この時間は、自分一人では決して読むこともなかっただろう本と出逢いながら、その世界観にふれていく。音読を通して言葉を知り、解説などファシリテーターによるサポートも受けながら進めている。また「自助グループの紹介ミーティング」は、AA（アルコホーリクス・アノニマス：アルコール依存症者の自助グループ）とNA（ナルコティクス・アノニマス：薬物依存症者の自助グループ）のメンバーが、メッセージを運び、ミーティングを開催してくれている。

最後に非言語のプログラムを二つ紹介して本章を終わろう。一つは「手仕事&アート」、もう一つは身体に直接働きかける「ソマティクス」である。

「手仕事&アート」は、実際に手を動かしながら作品をつくる「手仕事」と、まだ言葉にすらならないものを色や形で表現する「アート：表現活動」の二つによって構成される。センター生にとっては、言葉から解放される楽しい時間だ。初めは「上手か下手か」にとらわれてしまうことが多いのだが、しだいに夢中になって創作の喜びを感じている。クリスマスには松ぼっくりを小さなクリスマスツリーに見立てて、羊毛フェルトや毛糸などでオーナメントをつくるのだが、〝自分らしさ〟が表現できた時の笑顔がとてもいいと、担当する職員が言う。作品はどれも個性的で、彼女たちの別の一面が垣間見えた。

「ソマティクス」は、リカバリーで長く実施してきたプログラムだ。一九七六年にトーマス・ハンナによって始められたSomatic Educationの"Soma"とは、ギリシャ語が語源で、「生きている身体」を指す言葉である。(4) 担当している平澤によれば、形容詞であるSomaticにsをつけて名詞とし、こころと身体を統合させる療法すべてを指す。ソマティクスでは、無意識の緊張を意識的にほぐすエクササイズを行う。ストレスを受けると私たちの筋肉は収縮する(闘争・逃走反応)が、似たようなストレスが繰り返されると、筋肉は常に収縮し、やがてそれが当たり前の状態になる。ソマティクスでは不要な収縮を減らし、筋肉の状態をよりリラックスした状態にリセットする。エクササイズによって慢性的な痛みを軽減するほか、可動域を広げ、姿勢や呼吸を改善するなど多様な効果を期待できる。また心理的な側面として、自分で自分の身体をコントロールしていくという自己調整がある。その背景には、こころが身体をコントロールする、自分で学び、自分で癒し、自分の身体に自分が責任を負うという捉え方があるという。もう一つ、"こころと身体はつながっている"という前提に立っている。これは、感覚と運動を統合することで感覚をより深め、そうした気づきとともに身体を動かすことで、マインドフルなムーブメント、すなわち今この瞬間に、自分の身体はどんなふうに動き、どんな感じがするのかに気づいていくことを指している。(5)(6)

センターでは、とくにコア・プログラムの中で自分の身体に目を向け、身体とこころのつながりを意識することを学ぶが、ソマティクスでセンター生たちは自身の身体を使って体験することを通じ、〝緩む〟ことを実感している。痛みや強張りを感じた時に、すぐに酒を飲んだり痛み止めを使うのではなく、筋肉の強張りを意識した後、これをわずかに収縮させ弛緩させるという簡単な方法でリセットができる。塀の外へ出た後も、自分で自分のケアができるという点も、ソマティクスの大きな魅力の一つだ。

本章では依存症回復支援モデルプログラムについて、その目的と特徴を中心に述べた。ではこうしたプログラムは、センター生にどのような変化を起こしたのだろう。彼女たちにとって自分に目を向ける作業は果たして受け入れられたのだろうか。次にそれを見ていくことにしよう。

文献

（1）法務省矯正局「札幌刑務支所における女子依存症回復支援モデル事業　仕様書」

（2）法務総合研究所「研究部報告62　薬物事犯者に関する研究」二〇二〇年、ii頁（https://www.moj.go.jp/housouken/housouken03_00025.html）

（3）上岡陽江、大嶋栄子『その後の不自由―「嵐」のあとを生きる人たち』医学書院、二〇一〇年

（4）Criswell,E.: *Biofeedback & somatics: toward personal evolution.* Freeperson Press, 1995.

（5）平澤昌子「依存症のためのソマティクス導入と留意点」令和二年度厚生労働省依存症民間団体支援事業「女性依存症者に特化した全国支援者研修」発表スライド

（6）平澤昌子『自己調整力を高めるボディワーク――身体感覚を取り戻すハンナ・ソマティクス』ＢＡＢジャパン、二〇一三年

第15章　自分を受け入れ、現実と向き合う

向き合えない現実

私がこれまで出会ってきた多くの女性依存症者たちは、合法にせよ違法にせよ、物質がもたらしてくれる酔いや緊張がほぐれる感じ、あるいは自分が何に対しても打ち勝てるといった万能感などによって、その時々のつらい気持ち、痛む身体をやり過ごそうとしていた。だから物質の使用を止めた後に訪れるリアルな落ち込みや不眠、待ったなしの生活の雑事があるのに動き出せないほどの倦怠感は、本人にとって不本意でつらいものだと思う。それに加え、物質を乱用し依存しながら先延ばしにしてきたいくつもの懸案事項（過去のトラウマ体験によるフラッシュバック、家族をはじめとする人間関係における対立や孤立、職場での緊張、居場所のなさ等々）は、シラフになってみると、解決にはかなりの時間がかかりそうなほどもつれ、こじれている。その絡まり具合がぼ

んやり見え始めると、見えるからこそ見たくないという思いが強まる、または見えているものを無視する居心地の悪さに耐えられなくなり、最終的に物質を再使用することでシャットダウンするという無限のループにはまり込んでしまうことが多い。

精神科病院の依存症病棟で働いていた頃、私は本人がこうした自分の現実に向き合わないことを、批判的に捉えていた。物質使用に陥ったのは仕方がないとしても、依存症治療の中で、少しずつでも現実に向き合っていけるのではないかと考えていた。いろいろと理由をつけてそうした作業を巧妙に避け、再使用を繰り返している人は、チャンスを活かせておらず、またそういう人に限ってすぐに再使用し、どうしようもなくなると医療に助けを求めてくる。そんな〝困った人〟だという見方をしていた。ただ、なぜその人にとって現実とはそれほどに向き合えないものなのかを考え、想像することはあったし、本人と面接もして話を聴いていたつもりでいた。しかしながら今になって振り返ると、私は自分に見えるものだけを見て、彼女たちの困難をわかったつもりになっていたに過ぎなかった。

病院を退職し、みずから地域における女性依存症者の生活支援を始めると、現実的な彼女たちの生きづらさが見えてきた。グループホームには、常時五〜六人の女性たちが暮らしているが、開設当初から当直を配置することにしたのは、夜になるといろいろな事件が起こるからだ。過呼吸発作、縫合が必要なほどのリストカット、冷蔵庫の中身が空っぽになるような過食等々、眠るまでの時間は本当に慌ただしかった。彼女たちはなぜ夜が怖いのか、なぜ血を見ると安心するのか、なぜ眠りに落ちるには大量の食べ物が必要なのか。その一つひとつの背景に、深く根を張った暴力の物語があった。それは身体に傷痕を残さないものが多い。むしろ外側からは恵まれた環境に映ることもあるが、彼女たちに共通していたのは自分の存在に対する強烈な否定、そして生きることへの懐疑とhopelessness（希望のなさ）だ。しかも、それらは世代を超えて引き継がれてきた困難さが、彼女たちの成長とともに依存症というかたちで表面化したように思えた。

朝は起きて夜は眠る。たとえばそのような、シンプルで人間の暮らしの根幹となるリズムに私が着目したきっかけは、彼女たちと一緒に夜を過ごす中で直面した現実にある。しかし気分を変える物質を必要とした背景が見えることとは、過去を変えることでも、精神的苦痛から解放されることでもない。過去に刻まれた傷口が開いたまま、それを手当てする道具をもたせることをせずに、「物質で気分を変えても効果がないどころか害ばかり増えるから手放してはどうか」と彼女たちに言うのは見当違いだと、今ならわかる。当時も今も、彼女たちが症状というかたちで私に突きつけているのは、「この傷と共に、私は生きなくてはいけないのか」「この傷と共に生きることができるのか」、そういう問いなのだ。

自分を受け入れるまで

二〇二〇年四月、女子依存症回復支援センター（以下、センター）における依存症回復支援プログラムの骨格が決まり、開所式を終えて、いよいよプログラムがスタートした。新型コロナウイルス感染拡大の影響を受け拘置所から刑務所への移送が止まるなど、当初想定した人数には及ばなかったが、センター生たちは新しい試みに自分が参加できることをとても前向きに捉えていた。

前章でも述べたように、センター生の多くは累犯者（複数回の受刑経験がある）で、刑務所に適応するために自分の考えや気持ち、体験をありのままに話すより、その場で職員から求められていることを察知して語る傾向がある。また通常の場面では、受刑者が職員の許可なく話すことはないので、初めの頃はセンター生にも、「プログラムの場面で何を、どこまで話していいのだろう」という戸惑いや、「自分の発言が評価され処遇に不利益とならないか」などの心配もあったと出所後に教えてくれた。

「コア・プログラム」は、「すごく勉強にはなるが、しんどい」とセンター生から評価されていた。私が三四セッション（回復支援センター編）を一クール実施した後は職員が担当し、私はこのプログラムがモデル事業として二〇二四年三月に終了するまでスーパーヴィジョンを担当した。

コア・プログラムには、いくつもの急所（重要だが、センター生にとってはつらいことを思い出すため、取り扱いには細心の注意を必要とする難しいテーマ）が並ぶ。テキストは限られた字数で簡潔に表現されているが、ファシリテーターがチェックインで、その日のセンター生の気分や体調に配慮しつつ、テーマの内容とセンター生各自のエピソードを頭の中で照らし合わせながら、グループワークを進める。その際に重要なことは、センター生のどのような発言も、グループではいったん受け止めることである。ある時は内容への疑問、ある時はテキストにはない体験、またある時はまったく別の見解など、いろいろなものが出されることを大切にしながら、発言を遮らずに最後まで聴く。これを丁寧に繰り返すことで、センター生は、ここでは体験したことが善悪で判断されず、そのまま受け止められることを実感する。もしファシリテーターが「こういう考え方が正しい」、あるいは「考えがこのように変われば行動も変わる」など、テキストの文章をなぞるような進め方をしたら、その途端グループは鋳型にはまったように静かになって、リアルな体験や感情が各自の内側に隠され、瑞々しさを失うだろう。脱線のように見える体験や発言の中に、とても大切な回復の種が落ちている。それを単なる〝おしゃべり〟にしてしまわずに、そこから種を拾い、今日のテーマにつなげながら考えていくことが重要だ。

コア・プログラムではジェノグラムを通して自分の原家族をたどる、またエコマップを使い逮捕された時に自分の応援団がどこにいたのか（いなかったのか）に気づき、フラッシュバックの回ではトラウマ体験について語る。決して楽しい時間ではないことが想像できると思う。「なぜ依存物質を必要としたのかを理解することは、自分の抱えている（いた）現実と向き合うことである」と言う時の「現実」とは何か。それを知るには、私たちは彼女たち自身の言葉による、彼女たちから見えていた現実に耳を傾けることから始めていく。そして、その場所にいつも立ち返ることが重要だ。

彼女たちは初め、ぎこちないだけでなく戸惑いを隠せなかった。だが時間の経過とともに、ありのままの自分を率直に話し出す仲間の語りに触発されるように、それぞれが少しずつ、自分に何が起こっていたのかを語り始めるようになっていった。

薬物依存症者たちの自助グループであるＮＡ（ナルコティクス・アノニマス）の文献に、「自分を受け入れること」というものがある。この冒頭の部分は、私が彼女たちとコア・プログラムを行う際に、彼女たちの生きづらさを確認しておく意味で、何度も読み返しておくことにしている。彼女たちが自分と向き合うことを回避しようとするのは、怠けているからでもずるいからでもない。自己嫌悪と自己否定というとても大きなおもりをつけているために、自分の体験をありのままに見て、語ることが難しいのだ。自分に何が起こっていたのかという気づきから、なぜそのようなことになったのかを理解し、受け入れるまで、そしてそれを自分の言葉で語るまでには、長い時間と、それを見守る人たちが必要だ。しかしこのおもりに引っ張られ、その場にとどまってしまうことも少なくない。援助者がそうしたことへの理解を深め、忘れないようにしておかないと、彼女たちの態度や発言に失望し、諦めが生じやすくなる。「自分を受け入れること」では、次のように述べられている。

回復の道を歩む多くのアディクトにとって、いつまでたってもむずかしい問題は、自分を受け入れることがなかなかできないことだ。それは欠点としてはつかみにくいため、見極めるのがむずかしく、自分でも気づかないうちに大きな問題となってしまうのだ。私たちの多くは、自分の問題は薬を使うことだけだと考え、生きることがどうにもならなくなっているという事実を打ち消していた。使うのをやめても、事実を見ないことにしたいという気持ちがあるのだ。けれども、回復を続けるなかで私たちに降りかかってくる問題の多くは、自分のことが心から受け入れられないために生まれるものばかりだ。そんな重苦しさが心のなかから消えないことが問題の原因となっているとは、思いもよらないかもしれない。その重苦しさがそのままストレートにあらわれることはあまりないからだ。むしろ、怒りっぽくなったり、何ごとにも批判的になったり、あるいはいつも不機嫌で落ち込んでばかりいたり、混乱していたりと、かたちを変えてあらわれる。すると、それを人のせいにして、まわりを変えようとする。けれどそんなときには、自分の不快感の原因を自分のなかに探してみるとよい。そうすると、自分に対していちばん厳しく、否定的なのは、自分自身なのだとわかることが多い。私たちは自己嫌悪と自己否定にどっぷりつかっているのだ。(1)（強調引用者）

依存先の少なさと依存の深さ

コア・プログラムのなかに、依存症の診断基準について学ぶ回がある。ここでのセンター生の反応にはいつも驚かされ、こちらも学ばせてもらうことが多い。女性依存症者の特徴について、拙著では次のように説明している。

女性は、嗜癖問題の解決を主訴として治療や援助を求めるとは限らない。私は摂食障害を行動嗜癖の一つと捉えているが、物質使用障害（アルコール、それ以外の薬物への依存）との併発は珍しくない。また自傷行為や処方薬の過量服薬などは、いずれも食べつづけること、自分を傷つける身体の痛みで心の苦痛を置き換えること、意識を失って感じないようにすることであり、まさに生き延びるためのアディクションとして選択され、繰り返しているうちにコントロールができなくなっていく。そして彼女たちは内科、産婦人科、救命救急センターなどの医療機関で処置されながらも、「なぜそのような生き延び方をせざるをえないのか」といった本質的な問いと出会うことは少ない。[2]

センター生の多くは初めて覚醒剤を使用する前に、アルコールや有機溶剤、大麻などの使用歴をもつ。また摂食障害を先に発症しており、その後覚醒剤を使うことで体重をリセットするという例も少なくない。女性の場合には依存対象が複数あり、ほかの精神疾患を抱えていることが多い。しかしそれ以上に驚くのは、婦人科系の疾患や十代の妊娠・中絶の経験をもつ人、重い生理など身体の痛みに悩まされている人がとても多いことである。そして、そうしたさまざまな痛みへの万能薬として覚醒剤が使われてきたという話を聞く。前章でも述べたように、覚醒剤は違法薬物であるため、使用が始まると病院等で治療を受けることがはばかられ、身体疾患の治療が遅れがちという側面がある。いずれにせよ、さまざまな物質が試され使用歴もある中で、最終的には覚醒剤が最も頻回に使われる物質となっていく。まさに乱用して依存が形成され、自己コントロールの喪失が家族関係にヒビを入れ、社会活動に大きな影響を与えるとわかっても、使用を最優先させる。こうして、センター生に医療機関で使われる診断基準を使ってセルフチェックしてもらうと、全員が「依存症」と診断されることになる。

センター生は自分の使っている薬物が違法と認識しているが、依存症と診断されたことのある人はむしろ少数である。しかし結果を前にすると、それまであまり話されることがなかった、薬物使用への強い欲求、一度使い始めると止められなくなっていく様子とその時の暮らしぶり、身体への影響などのエピソードが次々と語られる。ここで出される多くの語りは、センター生たちが社会へ戻った時に覚醒剤を使わずに生きていくうえで何が障壁となりやすいかのヒントにもなるので、まさに「体験の蔵」のようなものとして貴重だ。繰り返しになるが、〝おしゃべり〟で終わらせてしまうのはもったいない。一人ひとりの貴重な体験として思い出したこと、他の人の話から自分の体験と照らし合わせ得られる気づきを収集していく。

また、依存は物質にとどまらない。ギャンブルや買い物といった行為への嗜癖は、覚醒剤と同時にも、単独でも起こるが、どのようなパターンがあるかを振り返る作業をする。なぜなら覚醒剤が止まった後、別の対象へ依存がスライドしていく、あるいは別の対象への依存が深刻になることで最終的に覚醒剤に戻るなど、いずれにしても生きていくのが大変な状況は変わらないという事実は、当事者間でよく知られているからだ。ただここで重要なのは依存することがまずいのではなく、むしろこれまで「上手に依存できなかった」ことに気づくことだ。私たちは社会生活を送る際に、実に多くのもの、そして関係に、広く浅く依存している。熊谷は依存症について次のように述べている。

> 意外かもしれませんが、依存症は、依存が苦手な状態のことだと理解すべきです。
> 暴力を受けて育てば、人への信頼が失われ、人に依存できなくなるというのは自然な流れです。人に依存できないなら、消去法でモノに依存するしかないですね。そして依存先がかぎられていると、その依存先から見捨てられることの不安が高まり、依存度が深くなりがちです。
> 薬物依存を含む物質依存は、こうして人への依存のできなさから起きることが少なくないのです。「依存先の少なさ」と「かぎられた依存先への依存度の深さ」はセットです。[3]（強調引用者）

依存症は、性格や意志の問題とされ、治療や援助の対象ではないと見なされてきた期間が長い。こうしたスティグマはもちろん社会のあちこちに今も存在するが、実は依存症者自身の中にもスティグマはあって、取り除くことは容易でない。コア・プログラムでは、本人たちが選んだ覚醒剤がもたらしたプラスの効果についても聞き取っていく。そうすると、徐々に他の依存先には目を向けなくなり、依存先が限定され依存度が深くなっていく様子を一緒に振り返ることになる。また別の対象にスライドしたとしても、同じようにそれに没頭すれば依存度が深まる。こうした悪循環を避けるために、安全な依存とはどのようなものか、そして依存先を増やすとは何をどう変えていくことなのか、テキストの後半で考えることになる。そうやって「使うのをやめても、事実を見ないようにしたい」という気持ちと対峙しながら、依存症は性格や意志の問題ではないことを、自分の内側に落とし込んでいく。

シラフはつらい——塀の中と外のギャップ

センターでは、薬物使用への欲求はほとんど起こらないと言っていい。そこは覚醒剤が持ち込まれることのない場所だから、使用が一瞬頭をよぎることはあったとしても、すぐに消え去るものなのだろう。もちろん酒を飲むこともできないし、タバコも吸えない。ギャンブルも、インターネットも、これまで深く依存せざるを得なかった対象はすっかり排除されている場所だ。また矯正施設は、現実の社会生活から切り離されている。だから逮捕されて以降の家族や仕事に関していろいろ確認したいこと、あるいは不安が生じたとしても、限られた通信手段を使い、時間と手間をかけて確かめていくしかない。家族が面会に来られるとよいが、遠方だと限られるし家族にも生活がある。そんな時、センター生はどうするのだろうと見ていると、彼女たちは不安と直面するより、物事をできるだけよいほうへ想像しようとする。そうでないとセンターでの生活に焦りが出てしまい、先ほどの文献にあるように、自分のこと（現実）を受け入れられないことが周囲への批判につながりやすい。

出所してみないとわからない部分は想像で補いながら、まずは目の前にあることに集中するのは無理もないことだ。


シラフはつらい。

社会で生活をしながら彼女たちが薬やアルコールを手放す時、まさにこの言葉がピッタリくる。もちろん、捕まる怖れはなくなり、酔って怪我をする心配もない。子どもが側にくっついてきて、遊んであげられる平和な日もあって、すべてがつらいわけではない。それでもシラフになると、はっきりとした現実が自分に迫ってくる。大切な人との関係をどうするのか、傷つけてしまった過去は許されるのか、生活のためにお金をどう稼ぐのか、仕事はすぐできるのか、督促状が来ているクレジットの支払いはどうする、等々。加えて生活の雑事は毎日あるし、それを代わってくれる人はいない。

物質使用を止め始めてすぐは、使っていた頃にやらかしてしまった残骸の処理を猶予されることが多い。しかし少し時間が経つと、シラフでは思うように動かない頭と身体でヨロヨロしながらも、そうした問題の解決を求められる。そんな時、「薬やアルコールを使えば楽に後始末ができるのに」という考えが頭をよぎる。初めはよぎるだけかもしれない。しかしそのまま放置していると、しだいにもっとはっきりした〝欲求〟になっていく。

しかしセンターではそれが起こりづらい。構造的なことからくるこの事実は、ある程度想像してはいたものの、出所後の彼女たちを支援していく時に、大きなギャップとなって私たちの前に立ちはだかっていった。

文献

（1）ナルコティクスアノニマス日本「自分を受け入れること」(https://najapan.org/dft)
（2）大嶋栄子『生き延びるためのアディクション―嵐の後を生きる「彼女たち」へのソーシャルワーク』金剛出版、二〇一九年
（3）上岡陽江、ダルク女性ハウス、熊谷晋一郎編『ひとりでがんばってしまうあなたのための子育ての本―「ダルク女性ハウス」から学ぶこと・気づくこと』ジャパンマシニスト社、二〇一九年

第16章　変えられるものと変えられないもの

何が断薬に影響するのか

二〇二二年の夏、埼玉県立精神医療センターの成瀬暢也医師をお訪ねした。新型コロナウイルス感染拡大により学会がオンラインで開催されるようになってリアルでお目にかかる機会がすっかり減っていたから、久しぶりにお会いしたことになる。依存症に関して多くの本を著し、また「ようこそ外来」と命名した「薬物使用をやめることをゴールとしない」治療スタイルは、現在でもユニークなものだと私は思っている。今回は札幌の女子刑務所で始まった女子依存症回復支援センター（以下、センター）のことで、お話をする必要があっての訪問だった。

シャトルと呼ばれるモノレールのような電車で最寄り駅に着くと、そこから人気のない道をとぼとぼと歩いて精神医療センターまで向かった。電話で成瀬医師とのアポイントメントを調整してくれたのは依存症を担当するソーシャルワーカーだったが、電話口で「田舎ですよー」と笑いながら話していた。歩きながらその意味が少し理解できた。ほとんどすれ違う人がおらず、強い日差しを遮るようにそびえ立つけやきの並木道を抜けていく。通院するにはシャトルを使うか、大宮駅からバスか、あるいは自家用車になる。こうして、「彼女たち」が出所後実際に住む場所や通院する医療機関を訪ねることは、私たちにとっていろいろな発見がある。

成瀬医師はいつものように穏やかな笑顔で、私たちがセンターでどのような取り組みを始めたのかを聞いてくださった。そして、センター生は出所後の生活が必ずしも順調にはいかないのだという私の説明をうなずきながら聞いていた。成瀬医師は、埼玉県立精神医療センターに入院・通院する依存症の人たちの中には、薬物をやめる人もいるが、時々使用する人、そのうちに逮捕され刑務所へ行ってはまた戻ってくる人、そうした人たちが渾然一体となっていると教えてくれた。改めて、治療につながったことが断薬を意味するわけではないことを確認する。

成瀬医師は続けて、何度も刑務所に服役しながらもその後、薬物使用が止まった男性たちに関し、何が断薬に影響を与えたか調査したことがあると教えてくれた。調査の結果浮かび上がってきた要因として、①薬物使用につながるそれまでの人間関係を断ち切る、②まったく新しい人間関係をつくる、そして③薬物を使用していた環境を大きく変える、という三つの要素があったという。それは私たちがまさにセンター生との支援関係で痛感してきたものばかりだ。そしてそのどれもが、なかなか実行できないでいる。「女性の場合にはより複雑な背景を抱えているから、そんな簡単にはいかないよね」と慰められ、同時に、女性依存症者が置かれた環境や、変化させることが難しい複雑な背景とは何かを、一度整理しておく必要があるだろうと感じた。

出所したセンター生の数はまだ多くない。また最低でも一年ほどの時間を経ないと、社会での生活がうまくいっているかのアセスメントをするのは難しいため、ここに書くのは所感程度のことでしかない。しかし事業が終了するまでに、伴走支援にかかわったセンター生たちが出所後どのように生きていくのか、そして彼女たちが自分の暮らしにどの程度満足しているか、さまざまな角度から聞き取る中で確認していきたいと考えている。その結果をこれから出会う女性依存症者の支援に活かしていくことが、私たちの次のミッションとなる。

私自身はこれまでの実践の中で、女性たちがアディクションを手放してからのほうが、生きづらいと実感してきた。自死するくらいならクスリを使って生きていてほしいと願ったことは何度となくある。一方で、もうこれ以上自分を傷つけないでほしいとも思う。そうした矛盾は今でもあまり変わらない。センター生はクスリをもう使いたくはないが、やめられるかどうかはわからないと正直に教えてくれる（ただし、塀の外に出た後で）。ただ、刑務所には絶対戻りたくないと言う。私も彼女たちもさまざまな矛盾の中、手探りで「できたら使わずにすむ新しい暮らし」のかたちを探している。

話すな、信じるな、感じるな

薬物依存がトラウマと強く関連していることは、アメリカでは一九九〇年代からすでに多くの研究で示されてきた。宮地によれば、薬物依存に至るメカニズムとして先行研究が示しているのは、ＰＴＳＤの苦痛な症状の緩和（苦痛や不安の緩和、トラウマ記憶からの解離、精神的苦痛の麻痺）を目的とした「自己処方」が、コントロールできなくなっていくことだという[1]。それはまさに私がこれまで付き合ってきた女性たちの姿と重なり合う。

そして宮地の次の説明は、実践の中で常に参照してきたダルク女性ハウスやリカバリーの利用者、そしてセンター生にも共通しており、援助者として無力感を強く抱かされてしまう。

> そもそもトラウマといっても、単回のトラウマ体験による「きれいなＰＴＳＤ」は少なく、慢性的にトラウマから逃れられない環境で育ってきたことのほうが、影響は大きいとも言える。そして、薬物使用が始まってからのさらなる被害や加害、自傷などによってもトラウマが累積していく。その長い過程で、彼女たちが身につけ（させられ）てきた感情や思考、行動のパターンを、アンラーニング（脱学習）することは容易ではない。（強調引用者）

幼い頃から自分の話を誰かにきちんと聞いてもらう体験、何かで傷ついた時に何があったかの説明を受け入れてもらい必要な手当てをされる体験、周囲の大人たちがほどほどによい関係を続けていく様子を見る体験、約束は守られ、明日も今日と同じであることを疑う必要のない体験など、彼女たちが奪われてきたものを挙げればキリがない。やや乱暴にまとめてしまうなら、「自分が生きる世界への信頼」を獲得し損ない、それとは真逆の体験を積み重ねてきたのが彼女たちなのだ。

その中で学習してきた感情や思考、行動のパターンは、「話すな、信じるな、感じるな」という言葉に凝縮されるように思う。これはクラウディア・ブラックの述べる、アルコール依存症者のいる家庭で育ったかつての子どもたち（Adult Children Of Alcoholics：AC）が原家族で生き延びるために身につけたものと同じである。(2)

私たちが地域で女性依存症者と付き合っていく際に時間をかけて行うのは、つながってきたこの場を安全に保つことだ。裏切られ、騙されることが普通になってしまっている人にとって、今いる場所が安全かどうかはいろいろな角度から観察する必要があり、うっかり判断してはならない。何より本人が「ここは悪くない」という認定をするまでには時間がかかる。当然だが、そこで生活しやすいよう自分をサポートしようとする援助者に対しても、「どこまで信用していいかわからない、親切なフリはしているがどうせ裏があるに違いない」という警戒感が何年も続くことはザラだ。私たちは本人から何度も試されて、近づいてきては拒絶されることの繰り返しの中で、ほんの少し信用してもらえるようになっていく。最初にそうした関係ができた一人を「外界への窓口」として、その窓から少しずついろいろな人が出入りするようになる。

家族との関係性

私にとってこれが、二十数年かかってようやく体得した彼女たちとの距離感なのだが、センター生の場合にはさらに別の難しさが加わった。それは彼女たちと身元引受人との関係性について多義的理解を深め、その関係性が内包している課題に目を向ける必要があるものの、双方とも関係性を変えることへの抵抗が強いという事実だ。

センター生は出所後、身元引受人のところへ帰る。服役して間もなく帰住先の希望が出され、センターへの配属後にそれを変更する人は少ない。帰住先の多くは家族や彼女たちと内縁関係にある人だ。諸事情から許可がおりない時や頼める人がいない場合には、更生保護施設などが引き受け、そこから就労し自立するよう促される。

一方、同じように薬物依存を抱え、ダルク女性ハウスやリカバリーにたどりついた女性たちは、すでに家族とは距離を置くか、関係を断ち切った人が多い。もちろん相手側からそうされている人もいる。支援先とつながることで、これまでの人間関係を一度断ち切って新しい関係を始め、環境も大きく変えるという、断薬継続の三要素を一度に満たすところから生活を始める。新しい環境と関係性の中で、周囲の人たちに教えてもらい、時には一緒に体験しながら、それまで「身につけ（させられ）てきた感情や思考、行動のパターンを、アンラーニング（脱学習）」していくのだ。ゼロから関係を構築するためには、同じ施設の利用者やスタッフ、それぞれがどのような人なのか知ることが第一歩となる。必要なことは言葉にして伝えなければ、相手が察してくれることはない。距離が近すぎて衝突したと思ったら、今度は嫌われたという思い込みで孤立するといった両極端を行ったり来たりするうち、相手との「疲れない関係」における「落としどころ」を見つけていく。だが、センター生のほとんどはダルクやリカバリーへの入所を望まない。

一方でセンター生と家族との関係は、緊張をはらんだものになりやすい。そういう宿命を背負っているように感じるのは、次のような理由からだ。

逮捕から勾留、裁判を経て（時には保釈もある）受刑生活に至る間、家族からすれば、本人は突然何もかも置き去りにしていなくなる。住んでいた場所、一緒に暮らしていた子ども、仕事、そしてさまざまな人間関係などすべてが放置され、家族が真っ先にその対応に当たらざるを得ない。本人は行動の自由がないので面会などで意向を確認することもあるが、多くは実務に当たる家族の判断に委ねられる。

家族は本人が捕まったことの驚きや落胆、怒りを抱えながらこうしたことを引き受けていく。しかも何度も同じことを体験する家族が多く、経済的な負担も相当である。回数を重ねるごとに希望を失い、本人との関係は途絶していく。

センター生はもちろん、自分の薬物使用が家族に大きなダメージを与えた事実を承知している。だが実際に自分が大切にしていた物が処分され、子どもと容易に会えなくなるといった家族の対応に複雑な思いを抱くという語りも耳にする。しかしそうした結果を招いたのは自分だと思うから、家族に伝えることはない。

センターでは、自分がなぜ薬物使用を続けてきたのかをこれまでと違った角度から学び、振り返る。家族をはじめとする他者との関係を振り返ることを通して自分の中にいくつもの傷を見つけるが、相手に伝えることはない。「薬物使用の言い訳や理由づけをしている」と言われるに違いないと思うからだ。

私たちは身元引受人に対しても、本人たちがどのようなプログラムを受けているのか、保護観察所と連携しながら伝えるようにしている。出所後、家庭訪問して生活環境を確認し、今後の生活を一緒に描きつつ、家族が不安に感じることを聞き取り、情報を提供しながら相談に応じる。

センターでは薬物使用を依存症という観点から捉え、再使用をできる限り回避していくアプローチをとっている。しかし正直なところ、家族に理解を求めるのは難しい面がある。家族は本人の気持ち、意志の強さが再使用を防ぐと考えるのが一般的だ。また依存症からの回復過程では再使用がよく起こるが、家族の目に再使用は失敗と映り、落胆が大きい。本人も、家族からの信頼を再び裏切れば自分は本当に孤立してしまうと思うと緊張が強くなり、家族には心配をかけないよう気丈に振る舞い、疲れてしまう。こうしたお互いのよかれと思う行動のすれ違いが積み重なり、小さな出来事をきっかけに関係性が綻びると、再使用の危険がぐっと高まる。

また、身元引受人の中には私たちを「いったい何ものか」と訝しがる人もいて、生活環境や本人との関係性に立ち入るのを嫌がられることもある。その場合には、身元引受人との衝突で本人が心理的に追い詰められてしまうといった危機をどう回避するか苦心する。今の環境が果たして本人の回復を促進するのだろうかと感じながらも、本人はそこに頼らざるを得ない現実があり、離れることも簡単でないのはよくわかる。しかしある意味で、関係性を含めすべての環境をいったん切断せざるを得ないという土壇場は、本人にとってはピンチであると同時にチャンスなのだと捉えなおすこともできる。ただ、センター生にとっては、新しい関係に出所後のサポートを委ねるより、たとえ葛藤や衝突があったとしても、自分が慣れている関係に戻ることのほうが安全だと感じる。彼女たちがそう感じるのは無理もないとわかりながら、実際のところ地域生活に戻って時間が経過するにつれ、私たちが危惧していたことが現実となる。

ただ一つ幸いなことに、私たちは出所後もセンター生とは連絡を絶やさず、またセンター生たちもこちらに相談をしてくれる。前にも後ろにも進めない膠着した状況ではあるが、少しでもマシな着地点はどこかと一緒に探すことを続けている。

女性への抑圧

センターの開所は二〇二〇年四月、新型コロナウイルス感染拡大がニュースで刻々と報道されるようになった時期である。塀の中では、そうした危機をストレートには感じづらい。しかしワクチン接種が始まる二〇二一年になると、センター生は少しずつ仮釈放で社会へ戻っていった。センター生は出所の時期が迫ると、自分の接種券がどこに届いているのかを確認しようと手紙を書くなどし、社会に戻ることが現実味を帯びていった。

二〇二一年十二月、内閣府政策統括官が公表した「子供の生活状況調査」では、世帯収入の水準や世帯状況によって子どもの学習・生活・心理などさまざまな面が影響を受けていること、とくに貧困層（十二・九％）やひとり親世帯（十二・五％）では親子ともに多くの困難に直面しており、新型コロナの影響を受けて生活状況がさらに厳しくなっている可能性があることが報告されている。これは保護者と中学二年生の子どもをセットで対象とした調査（オンライン含む）で、二七一五組から有効回答を得ている。気になるのは、保護者調査の回答で、世帯収入が減少したにもかかわらず生活に必要な支出が増加したと回答した貧困層、母子世帯の割合が高いことで、就学援助を利用する割合は母子世帯で七割近い。また、夏休みや冬休みなどの期間に昼食を食べないと回答した子どもが、貧困層、母子世帯で二十％近くおり（その他の層では約八％）、さらに学

習や部活動にもさまざまな影響が表れている。(3)

同じく内閣府男女共同参画局が二〇二〇年十二月に発表した「コロナ下の女性への影響について」調査報告では、いわゆる雇用されている女性の大幅な減少（とくに非正規雇用）が指摘されている。この調査では、女性が非正規で働く理由として、「家事・育児・介護等と両立しやすいから」よりも、「家計の補助・学費等を得たいから」が多くなっている。また、DVと性暴力被害相談は、二〇二〇年統計で前年同時期の一・五〜一・六倍と報告されている。そして女性の自殺者数は二〇二〇年十一月に六四一人、前年同時期比で六ヵ月連続の増加傾向となり、概ねすべての世代で増加していた。これに対して妊娠届出数は、前年同時期比で十一〜十六％の減少となっている。これに加え二〇二〇年に実施された「満足度・生活の質に関する調査」では、男性の満足度の低下に比べ、女性の満足度の低下がより大きいという結果であった。(4)

こうした調査結果から見えるのは、これまでも女性の貧困はさまざまに指摘されてきているが、コロナ禍によってさらにそれが悪化しより可視化されるに至ったという事実である。また、家庭生活におけるパワーの不均衡、ケア労働（その多くが無償）の多くが、不当かつ過剰に女性へ押しつけられていることも明らかになった。ペレスによれば、ありとあらゆる分野で女性に関するデータが不足しており、官民を問わず意思決定者だけでなく設計者や計画担当者の大部分を男性が占めているために、女性の意見やニーズを取り入れることなく計画や開発が行われているという。つまり女性は「姿の見えない存在」として無視され、その結果、女性たちの生活や健康に大きな被害が生じている。ペレスは、男性を基準（デフォルト）とし女性の視点を欠くことは、男性中心の考え方が「ジェンダー・ニュートラル」（男女のいずれにも偏らない考え方）としてまかりとおるのを助長すると指摘する。(5)

弱者のままで尊重される

ここまで述べてきた女性依存症者個々の困難性を、個別でありながら同時に女性の構造的な困難性でもあると理解しておくことは重要だと考える。私自身を含め、教育や労働において性別を理由とした格差から自由であることなど見せかけに過ぎない。ただ成長する過程で、安全に〝依存〟する関係を体験する、そして社会生活を送る中でそのバリエーションを増やすことにより、病的依存に陥ることは防げる。その意味で、依存症からのリカバリーとは、シラフで直面する社会生活における格差からの「より安全な生存戦略」ともいえる。

上野はフェミニズムを「弱者が弱者のままで尊重される思想」と呼ぶ。(6) 私はいろいろな機会をつくっては、女性依存症者たちから女性としてのさまざまな体験を聞き取るのが好きだ。薬物使用の背景として多くの暴力被害があることはもちろんなので、その語りはつらいことのほうが圧倒的に多い。しかしその中に時折、祖母との外出時に食べたアイスクリームが美味しかった、子どもの出産後の授乳になんともいえない幸せを感じたといった話が出てくる。そう話す時の彼女たちの表情を見ているのが好きなのだ。同時に、こうしたケアが当たり前に期待されながら正当に評価されないこと、ケア役割を理由に労働の場から排除されることそれ自体の問題を、指摘していかなくてはならないと思う。そして彼女たちが、自分に起こっていることをもう少し広い視野で捉えること、女性に向けられる差別に気づくこと、そして必要に応じて声をあげること、そうした機会をつくっていくことを、これからも続けたい。「フェミニズムは同じである権利を求めるものではなく、ちがっていても差別されない権利を求める思想と実践[6]」だとしたら、私は弱くある自由を携え、彼女たちと共にジグザグしながら進んでいきたいと思っている。

文献

（1）宮地尚子『トラウマにふれる—心的外傷の身体論的転回』金剛出版、二〇二〇年
（2）クラウディア・ブラック（斎藤学監訳）『私は親のようにならない—嗜癖問題とその子どもたちへの影響 改訂版』誠信書房、二〇〇四年
（3）倉元綾子「新型コロナ・パンデミックと家政学」『現代思想』五〇巻（二〇二二年二月号）、二〇二二年、二一一—二一九頁
（4）内閣府男女共同参画局「コロナ下の女性への影響について【追加・アップデート】」（https://www.gender.go.jp/kaigi/kento/covid-19/siryo/pdf/5-1.pdf）
（5）キャロライン・クリアド＝ペレス（神崎朗子訳）『存在しない女たち—男性優位の世界にひそむ見せかけ

のファクトを暴く』河出書房新社、二〇二〇年

（6）上野千鶴子『フェミニズムがひらいた道（NHK出版　学びのきほん）』NHK出版、二〇二二年

第17章　塀の外で――センター修了生と共に“転がる”

思うようにならない現実

二〇二四年三月、女子依存症回復支援センター（以下、センター）での依存症回復支援モデル事業は終了した。私たちが塀の中へ入ることはなくなったが、事業は継続と聞いている。またリカバリーは、センターの修了生のうち、地域で継続的な支援を希望する人たちとの関係を続けているところだ。センターでプログラムを受けている人の半数が東京を中心に関東地方に戻るので、私たちは東京にも拠点を構え、定期的な面接や必要に応じた受診同行、家庭訪問などを行っている。

私たちが連絡を取り合っているのは十数名だが、暮らしはいろいろな意味で思うようにはいかないことがほとんどだ。そして覚醒剤の再使用率は、想定していたよりもずっと高い。それでも彼女たちは再び塀の中に戻ることはなく一旦は止める時期をつくり、たとえ使うことがあったとしてもなんとか生活を立てなおすなどしてまたシラフの状態に戻っていく。

思うようにならない現実とは、これまで本書で何度も言及してきたが、塀の中で彼女たちが想像していたのとは異なることすべてと言っていい。その一つに家族関係がある。服役直前の入籍や服役中の入籍は〝刑務所あるある〟なのだが（身元引受の関係）、そうした関係についてよく聞いてみると、客観的にみて安全ではないことが多い。しかし彼女たちは手紙のやりとり、あるいは面会などを通して相手との関係をなぜか理想化して描く。そして実際に相手との生活が始まると間もなく〝こんなはずではなかった〟という出来事にぶつかり、関係はあっさりと破綻する。それは夫やパートナーに限らず、親や知人との関係においても同じだ。彼女たちにとって加害者にあたる人と同居をする選択も少なくない。塀の中で生活歴を振り返りながら整理した、あの暴力的な関係をなぜ再び選ぼうとするのか、私たちには理解することができなかった。

次に思うようにならないのは金銭的な問題である。塀の中にいる時から出所後の生活を想定したいろいろな準備を始めるのだが、彼女たちから具体的に貯蓄の状況や引受人の経済状況を聞くことは難しい。言いたくない気持ちがあるのはわかるが、本人が本当に把握できていないことも多く、出所後にどの程度安定した生活になるのかが見通せないこともある。また、出所してみたら家計が逼迫しており、すぐに働き収入を得るように引受人から圧力がかかることや、本人の預貯金が子どもの生活費という名目で使われてしまっていることもある。お金のことは本人から言い出しにくい。自由に使えるお金がほとんどないことを理由に、まだ心身の状態も落ち着かないうちに働き始め、その後は依存症治療が中断してしまう事例もある。

　思うようにならないことだらけの中で、もう一つ彼女たちに共通しているものを挙げるとしたら、身体治療に関する困りごとだろう。違法薬物がいわば〝万能薬〟として使われてきたことに本書で何度かふれているが、シラフの生活ではこれまで治療を避けてきた疾患が見つかる。もちろんその中にはC型肝炎もあるが、多いのは子宮筋腫や子宮がんといった婦人科系の病気、高血圧や心臓疾患、そしてケガの後遺症（骨折を放置したまま等）としての痛みである。違法薬物を使えない場合に彼女たちはアルコールや睡眠薬・安定剤で不調をしのごうとするが、それらを多用することによる影響も見逃せない。また歯科治療についてもほとんどの人が虫歯を放置したままだ。

　出所に向けた準備の中で、とりあえず私たちが本人とも相談して解決の方法を探しておくこと、確認をとることを手伝ってはみるが、とても手が回らない。そして積み残した課題は、仮釈放後、急ぐものから手をつけていくことになる。もし、塀の中で出所後の生活をもう少し具体的に思い描く機会があったなら、あるいは塀の外の情報と身近に接することが許されるなら、こうした現実とのギャップといきなり直面することは避けられるのかもしれない。

　ただ、矛盾するようだがたとえそうであったとしても、彼女たちが無意識にそれを避けているのであればやはり難しい。「今度は大丈夫」という根拠のない（ように私には見える）自信の裏には、思うようにならない現実を認識してしまったら、自分ではどうすることもできないという現実がある。だったらそのつらさにぶつかるまでは「なんとかなる」と思い込もうとすることでそれを回避しようとする。「今度は大丈夫」という言葉は自信ではなく、押しつぶされるほどの大きな不安によって吐き出されているのかもしれない。

こちらからは見えていても、彼女たちの見込みと食い違う現実を前に、私たちは何度も軌道修正をすることになった。

困りごとは待ったなし

センターでの依存症回復支援モデル事業が実施された四年間で、出所後にリカバリーのような民間団体を利用した人はわずか四名に過ぎない。法務省は当初、塀の外にある依存症回復支援施設とつながることによって、出所後も依存症に関する支援を継続して受けることを想定していたが、彼女たちの多くはそれを望まなかった。

社会復帰支援コーディネート業務がリカバリーを離れてからは、身元引受人がいない人も増え、更生保護施設への仮釈放が増加した。本人から希望があれば、満期を迎えて更生保護施設を出た後に連絡をもらい、その後の生活全般について相談に乗っている。出所後に医療機関を受診したセンター修了生は全体の八割を超えるが、治療関係を継続している人はおそらく五割程度にまで下がる。その理由は、診察時間が短く処方薬をもらうだけ、場所が不便、医療以外の相談ができない等である。また睡眠薬を知人や友人から入手している（ほとんどが受刑体験のある人）ので、眠剤さえあれば通院は必要ないという人も少なくない。

彼女たちがリカバリーのような入所・通所施設を望まない大きな理由は、「自由のない生活はしたくない」という気持ち、そして「自分はそこで援助を受けるような障害をもっていない」という自己認識である。

センター生のうち、服役前に精神科病院やクリニックに通院歴のある人は年々増えていた。処方薬を服用している人の割合も六割程度だから、出所後も精神科通院は抵抗なく継続するように思えたが、出所後はどうしても諸手続きや経済的なことを優先させ受診が遠のく、あるいは違法薬物の再使用でそれどころではなくなる例が多い。塀の中では依存症について学び、睡眠障害や抑うつ感といった、薬物の使用後に長く付き合う必要のあるメンタルヘルスの課題についても取り上げたが、安定した治療関係を継続できている人のほうが少ない印象である。中断しても本人のニーズがきちんと確認できれば、そこで新たに通院先を探す、同行して初診時の不安を軽減する、より安全な処方薬の利用を検討するなど支援を結びなおすことは可能だ。

また実際に彼女たちが住むアパートなどに足を運んで通院先までの乗り換えなどを確認すると、電車のような閉塞感のある乗り物が苦手、人通りや混雑が激しい駅周辺が苦手など、細かな点で受診が困難な状況が見えてくる。こうした小さく思えるかもしれない困難さがうまく伝わらないことも、中断の背景にはある。そして待ち時間が長い割には、五分もしないうちに終わってしまう外来受診に対して、そこまで苦労して通う意味を見出せないという彼女たちの言い分もわからないではない。

それでも地域生活に戻り、思いがけない出来事にぶつかって精神的な不調をきたす、あるいはフラッシュバックが起こる場合などは、精神科のかかりつけ医をもたないと、急な依頼に応えてくれるところを見つけるのは至難の業である。彼女たちの言い分にも耳を傾けながら、必要に応じて再度通院医療機関を再調整することも、私たちの大切なサポートだ。

医療だけではなく、児童相談所と施設入所中の子どものことで打ち合わせをする修了生の相談に乗ることもある。就労や転職、また出産した修了生もいる。生きていればまさにいろいろなことが起こるのだが、彼女たちはシラフでこうした出来事に対峙した体験が少ないため、慌ててすぐ決断してしまうか、パニックになることがある。あるいはずっと自分の中で抱えてしまいどうにもならなくなるまで放置するなど、困り方もさまざまだ。また彼女たちは、体験の積み重ねがないだけでなく、行政文書の理解や社会の仕組みに関する知識の少なさが原因で困ってしまうことが多い。そんな時に傍らで支えながら、なんとか一つずつ解決していけるように助けてくれる人や窓口はないものかと思う。残念だが制度はどれも細かく縦割りに分業制となっている。同じ役所内で情報を共有してくれたらどんなに楽だろうと感じるのは私たちだけではないだろう。

彼女たちの困りごとは今に始まったことではなく、時間の経過とともに糸が複雑に絡んだような状態になっている。本人なりに説明しようとしても適当な言葉が思い当たらない、どう表現したらいいかわからない、また話したとしても軽んじられてしまったという経験も多い。こうした待ったなしの困りごとをたくさん抱えていることが、生活するうえでは大きな障害となっているが、知らないことやできないと思われることを本人はとても嫌がる。それは恥ずかしいことであり人に知られたら馬鹿にされると思い込んでいるので、私たちは口癖のように「何かあったら相談してね」と言うが、彼女たちにとって相談はとてもハードルが高い。

依存先は広がったのか

それでも、私たちは塀の中から外へ出て、短い人で半年、長い人では三年ほどの時間をかけて、少しずつだがセンター修了生との関係を築いてきた。とにかく、困ったことを知らせてくれないことには手助けを始められないが、いきなり困った時だけ連絡するのはもっと難しい。だから関東の人たちには定期的に声をかけ、訪ねていって近くでお茶をするなどして近況を聞いている。北海道内にも修了生はいるので、そちらも札幌に遊びにきた際に会い、あるいはこちらから出向くなどして同じように近況を聞いている。

第15章で、薬物依存を含む物質依存は人への依存ができないことから起こること、そして依存先の少なさと、限られた依存先への依存の深さはセットだとする熊谷の言葉を引用した。センター修了生の出所後をすべてではないがずっと見てきて、残念ながら依存先は相変わらず限られているというのが実感だ。最近、法務省法務総合研究所が発表した「女性犯罪者に関する総合的研究」の中で、センター生について札幌保護観察所が調査に応じて言及している部分がある。

同センターから出所してきた者は、他の保護観察対象者と比べると、動機付けが高いように感じる。薬物への脆弱性はあるものの、対処スキルを身に付けているように思う。一方で、中には、保護観察中のプログラムに対して、「もうプログラムは十分にやってきたから。」とあまり乗ってこない者もいる(1)。

先日、出所後二年の保護観察が終了後、何度か再使用を繰り返している修了生から連絡があった。再使用のたびに、断薬しても幻聴が残るようになっているという。三ヵ月先だった精神科の受診を二週間後に早めてもらったが、同居する家族のことや入院費用などの心配で自分のことが後回しになりがちだ。止めていた期間に自助グループへの参加を促し、数回行ってはみたが継続には至らなかった。本人は、その場独特の雰囲気を感じて、自分はそこに入れない印象があったという。どんな場であれ、たった数回で自分の居場所になるようなところはない。しかし緊張感がもともと強い人なので、毎回同行してくれる女性メンバーがいないと継続して参加することは難しい。

また一時期はパート就労なども体験していたが、体調不良でやめてしまった。いつも経済的不安を抱えていたので身体治療もそのまま先延ばしとなり、なかなか依存先と呼べるところが広がらない。断薬への動機や対処スキルが高いにもかかわらず、生活の不安定さや家族との葛藤がしだいに主流となって、最終的に行き詰まると再使用して急場をしのぐという状況が繰り返されている。「クスリに逃げるような弱い自分が嫌いだし、ほかの考え方に切り替えられない自分は馬鹿だと思う」と彼女は言うが、少なくともこの悪循環では状況は大きく変わらないというところまでは、認識を共有できている。

人に馬鹿にされたくない、変な人だと思われたくない。本来は生真面目で母親から厳しくしつけられてきた人だけに、緊張を抱え込みやすく人に頼ることが苦手だ。しかし再使用はピンチであると同時にチャンスでもある。彼女がどうしても避けたかった入院や、家族から一度離れることを受け入れることができれば、依存先はほんの少しだが広がることになる。

また別の修了生は、医療機関や自助グループを利用することなく地域生活を継続している。仮釈放後の生活を振り返るとやはり塀の中で想像していたことと大きく異なる現実に翻弄されたと、次のように話す。

「正直なところ、思い描いていた通りにならないことのほうが多かったし、思うようにいかないことばかりでした。そういう現実と直面した時にどうしたかといえば、まず自分の気持ちに気づくことでした。またセンターで身につけた、自分の感情や気持ちを言葉にして声に出す、誰かに話す、相談できる安心な場所をもつことで、なんとか自分を保ってきたように思います」（センター修了生へのヒアリング、二〇二四年六月実施）

モデル事業の五年間を通じてわかったのは、信頼できる人との関係が軸になるということだ。地域の中にセンター修了生をつなげたい人や機関がある場合、それが功を奏するかどうかは、仲介した私たちに対する彼女たちの信頼にかかっている。言い換えれば、私たちが彼女たちとの間に構築した信頼によってしか、依存先は広がらない。それはちょっとつらい現実ではあるが、私たち自身が直面しなくてはいけない。

それでも決して後戻りはしていないと感じる。育ててきた信頼を拠り所として、彼女たちをつなげたい先へ、彼女たちがつながりたい先へ、依存先を掘り起こしていく作業は今も続いている。

共に転がる

五年におよぶモデル事業を振り返りながらセンター修了生が地域社会でどのように生活しているかを考えてみると、前章でふれた成瀬医師にうかがった薬物使用から離れる三つの要素のうち、③の環境を大きく変えることが最も難しいものだった。薬物を使用する人たちとの関係を完全に断ち切れなくとも、ほとんどの修了生たちは自分から連絡を取ることはしない。ただ、アルバイトなどに就く人は多くないので新しい人間関係がつくられている様子は伝わってこない。身元引受人との関係で、受刑前に薬物使用がどうにもならなくなった地域へ戻っていくことが多いので、そこには使用者のネットワークがあり、戻ればすぐに彼女たちへ何らかの連絡が入る。また彼女たちが働ける場所もある程度決まっていることから、土地勘があり慣れているという安心感はあっても、別の見方をすればほとんどが非正規雇用であり、それだけで経済的に自立することは難しい。

一方で、実際に彼女たちが生活している場へ訪問を繰り返し、また受診に同行したり手続きを手伝ったりしていると、生活環境を大きく変えることの難しさを想像するようになる。子どもがいる場合は、自分のことだけを考えるというこちらの提案に受け入れがたい。またそれが可能なように見えたとしても、誰かに頼らず一人で生活することが耐えられないという人も多い。環境を大きく変えることを提案したことは何度もあるが、それに付随していろいろな新しい状況に自分がついていけないと混乱してしまう。たとえこちらが具体的な計画を立て、それを助けてくれる人やサービスがあることを示したとしても、彼女たちは変化よりも現状維持を選択した。その背景には、先述した信頼の問題もあるが、とにかく経験したことがないものに直面する不安がとてつもなく大きくて、それ以上前に進まないのだ。

センター修了生たちがあえて困難な道を選ばざるを得ないのは、これまで彼女たちがきちんと理解できるように説明をされ、失敗したとしてもどこを修正すればいいのか教えてもらいながら、社会の仕組みを学びつつ自分の力を伸ばしていく機会に出会えてこなかったことが大きい。地域社会で生活する彼女たちを見ていると、そのことを痛感する。

出所後に出産した修了生たちは、特定妊産婦として地元の保健師などから手厚い支援を受けることもあるが、受刑体験を秘匿している場合には、一般的な健診を受けるだけだ。どちらがいいということでなく、彼女たちがどのようなサポートを望んでいるかによる。私がハラハラしながら出産までを見ていた女性は、多くの関係者に支えられながら無事に出産し、初めての子育てに奮闘中だ。けれども彼女は今、そうした関係者のネットワークを窮屈に感じているようだ。せっかくでき始めた新しい依存先だが、本人の困りごととサポートの方法が噛み合わないとその関係を彼女のほうから断ち切ってしまうのではと心配している。

地域では、塀の中で私たちにも想像が難しかった修了生の暮らしの現実に直面し、それまでの彼女たちの体験の不足が、生活にいかに大きな影響を与えるかを実感した五年間だった。しだいに私たちの地域における伴走は、彼女たちからのSOSに沿って動き出すかたちに変化していった。SOSはもちろん突然やってくることもあるが、SNSの何気ないやりとりや、なかなか返信がないことなどからそろそろ大変になってくるだろうなという感覚の先に起こることが多い。

SOSに対し、初めの頃はかっちりとした援助計画を提示しては彼女たちから却下されていた。その計画通りにすればいいと頭ではわかるができないという返事が来ては、次の事件が起こって状況はより困難になっていくということが何度もあった。そのような体験を経て、今は「どうしたらいい」と思うか聞かれる時だけ、状況に対する本人の思いにまずは耳を傾け、それからいくつかの対処とそれを採用した場合の予測を伝えることにしている。SOSは出ても、一向に解決に向かわないことなど日常茶飯事だ。そんな時は仕方がないのでそのままにして待ってみる。人が変化するとは、事ほど左様に難しい。途中から彼女たちが陥っているという状況に私たちも巻き込まれてみて、一緒にその風景を見ることにしている。本人に見えている世界を本人の立ち位置から眺めてみると、「言われていることはわかるけど、無理」という気持ちが少し理解できる。

彼女たちが変化していくことに対して抱く怖れをこちらも感じるには、一緒に転がってみるしかない。残念なことに環境が変わるのは不安が大きいため、修了生たちの生活はこれからも多くの困難にぶつかっていくだろう。同時に受刑体験があることで初めから自分の話をきちんと聞いてもらえない、あるいは自分の訴えが軽んじられるという嘆きを彼女たちから聞くことがあるのだが、まさに「解釈的不正義」の状況に置かれていると感じる。

モデル事業は終了したが、私たちの取り組みは終わらない。出所直後から、彼女たちは多くの思うようにならない現実に直面するが、そんな時に安全に暮らすことができる、あるいは搾取されることなく働ける場を開けないだろうかと考えている。この事業を通して私たちが学んだことは多いのだから、今度はさらに仲間を増やし、彼女たちを支える新しい仕組みをつくっていこうと考えている。

彼女たちと〝共に転がる〟ことは、これからもう少し続きそうだ。

文献

（1）法務研究所「研究部報告66」『女性犯罪者に関する総合的研究』二〇二四年（https://www.moj.go.jp/housouken/housouken03_00129.html）

対談　ケアの倫理と公共圏の問い

大嶋栄子
×
熊谷晋一郎（くまがや・しんいちろう）
東京大学先端科学技術研究センター教授。専門は小児科学、当事者研究。著書に『リハビリの夜』（医学書院）、『当事者研究―等身大の〈わたし〉の発見と回復』（岩波書店）ほか。

二つの政治——感情が権利を侵食する

大嶋　私はケアというものを、他者の生存を支える行為に限定せず、人が人として生きるために必要な他者からの応答全般と捉えています。ケアには全面的に依存せざるを得ない者たちと、ケアを担う人たちの間には、専門職によるケアだけでなく非職業的ケアもあり、またケアを受け取った後でみずからケアする側に回る関係もあり得ます。熊谷さんとの対談では、国家が司る「大文字の政治」と、コミュニティや家族などローカルな領域で展開される「小文字の政治」との関係、さらに正義の倫理とケアの倫理との関係についてもご意見をうかがえればと考えています。

「大文字の政治」と「小文字の政治」の関係を考えるにふさわしい具体的なケースが、一つ思い浮かんでいます。数年前、飛行機に乗ろうとした車いすユーザーが、搭乗便が階段式タラップであることを理由に搭乗を拒否される出来事がありました。その時は同行者のサポートで搭乗したのですが、帰航時も同様に搭乗しようとしたところをスタッフに制止されてしまいました。仲間の力を借りるなど、ご本人は手立ても考えていたのですが、「航空会社への事前連絡がなかったのは非常識ではないか」「スタッフへの感謝の言葉が足りないのではないか」という世間の声が多かったことは印象的でした。至極当然の権利行使のはずが、配慮や気遣いへと論点が外されていく……私にとって実に不可思議な出来事でした。

熊谷　私もまだ整理がついてはいないのですが、このように論点をすりかえるトーンポリシングの背後で、大文字の政治と小文字の政治のねじれが起こっていると解釈しています。搭乗は正当な権利の行使ですから支持されて然るべきところ、SNSなどローカルな領域における小文字の政治が、少なくとも説得力において大文字の政治にまさったわけですよね。

　このような解釈のきっかけになったのが、社会学者の平井秀幸さんが『刑務所処遇の社会学』[1]で紹介している「アドヴァンスト・リベラリズム」という概念です。ネオリベラリズムの進展とともに、国家が司る大文字の政治倫理とは異なる「脱-国家化」された政治倫理が抬頭し、大文字の政治倫理よりリアリティを帯びている。周りに迷惑をかけない、声を荒らげない、暴れない、慎み深く慮る主体が望まれ、誰もが気を遣いながら粛々と生きていく政治倫理が、この「アドヴァンスト・リベラリズム」という概念で記述されています［注1］。

　さかのぼれば一九七七年、「青い芝の会」のメンバーが乗車拒否に対してバスを占拠した「川崎バス闘争」と呼ばれる出来事がありました。穏やかではない手法でしたが、強いメッセージ性をもったデモンストレーションで、当時は支持する声も多かった。

　ところが、そのような手法が到底許容されない時代が到来していて、先ほど紹介してくださった搭乗拒否のエピソードは、そのことを強く印象づける出来事でした。大文字の政治の領域では、障害者権利条約も批准されて法律の整備も進んでいるのに比べ、旧態依然としているローカルな小文字の政治のほうが説得力を帯びている。このような「脱-国家化」された現象に対しては、いったいどこに反駁してどこから変えていけばいいのか、考え込んでしまいます。

大嶋　同じような現象はケアをめぐる領域でも散見されます。ケアを必要としている人のニーズを伝える声を萎縮させ、やがて沈黙せざるを得なくなる。近年フィールドにしている札幌女子刑務所では、ずっとそういった経験をしてきた人たちに出会っています。彼女たちはやむなく自己治療として違法薬物や処方薬を使っているのですが、誰よりもケアを必要としているはずの彼女たちが逆に攻撃・非難されるパラドクスが生まれています。細部は異なりますが、冒頭に紹介したエピソードと構造はよく似ていますよね。

熊谷　私自身、自立のためには依存先を広げようと呼びかけた直後、「では、依存先を広げられない人はどうすればいいのか?」という意見をいただいたことがあります。照準を社会に合わせたメッセージだったのですが、「自己責任」の文脈で捉えられたともいえます。このように論点が自己責任へと還元されていった背景には、極めて根深い問題がありそうです。

回帰する亡霊――自己責任論の引力

大嶋　私が主宰するNPO法人リカバリーでは、日々の生活で困っていること、仕事、子育て、薬物使用、メンタルヘルスのことなど、女性メンバーたちの個別具体的な事柄をサポートしています。相談を受けながら、同時に、自分の責任の領分と社会や他者に返すべき領分とを分けて伝えるようにしています。たとえば貧困は、社会構造や制度から引き起こされる部分が大きく、自己責任では到底解決できないというように。選別は難しいですが、彼女たちメンバーには「構造を問う力」を身につけてもらいたいと思っているんです。

熊谷　ケアの可能性を感じさせる素晴らしい実践だと思います。それは逆に、「誰かに助けてほしい」という声を沈黙させている障壁が、数え上げれば気が遠くなるほど存在していることの証左でもあります。とくに、半径数メートル以内のことを気遣って忖度する感覚をもたらす「小文字の政治倫理」の障壁は、明示されないからこそ厚く立ちはだかっている。

大嶋　小文字の政治倫理については、障害学が他に先んじて取り組んできた研究テーマでもありますよね。

熊谷　一九六〇年代のアメリカから興って、一九八〇年代の日本で活発になった「自立生活運動」がまさにそうです。施設生活を超えて自立生活を選ぶ時の障壁が家族で、この家族にどう働きかけていくのかが自立生活運動の一大テーマでした。障害をもつ当事者の先輩たちがとった戦略は、自立生活の権利を保障するために、大文字の政治を動かして制度変革を促し、家族や本人の自立生活への懸念を解消するというものでした。その結果、制度の再編成に挑んだ自立生活運動は、脱家族と脱施設という二つの突破口を切り拓いていったわけですね。

ところが、家庭でも施設でもないところにいざ飛び出してみると、そのままでは障害者が生きていけない「荒れ野原」だった。障害者運動の先輩たちはこの場所を「地域」と呼び、力強く耕そうとしてきました。

しかしながら、この歴史を経たにもかかわらず、再編成されたはずの大文字の政治が衰弱して説得力を失い、その空隙を縫って「配慮」「慎み」「言葉遣い」が幅を利かせる小文字の政治が復権しているわけです。かつて大文字の政治の再編によって解体したかに思えた小文字の政治問題に再びアプローチしなければならない、そのことに言い知れない徒労感も覚えます。

大嶋　これまでにも多くの当事者たちの声はかき消されてきて、今またケアの現場でも同じ歴史が繰り返されようとしています。そもそも専門家であってもアクシデントは避けられないわけで、家族によるケアにも限界がある。そのうえ、徐々にできないことが増える進行性の障害とそうでない障害とでは、家族によるケアの比重も異なります。当事者の障害の種別や程度によって、家族ごとにケアをめぐる思いや困難も一様ではないから、当事者間そして家族間の連帯も決して簡単なことではありません。

熊谷　それもまた障害者の世界で繰り返されてきた、どこか既視感のある光景でもあります。今、世界では自閉症当事者が大文字の政治を変革しようと声をあげ、エキサイティングな展開が起こっています。ASD（自閉スペクトラム症）診断の裾野が広がった結果、多数派が理解できる言葉で自分の経験を表現する当事者が増えてきたことも一因です。ですがそのことによって、身体障害や知的障害の世界で経験されてきた、当事者が分断される歴史が反復されつつあります。つまり、経験を言葉で表現できるASD当事者に対して、「〝本物〟の当事者だ」という言葉がケアを担う家族から寄せられるんですね。

かつて脳性まひをもつわが子を親が殺めた事件が起こった時、世間の圧倒的な共感は親に寄せられました。世論の後押しを受けて、施設化とセットになった「脱家族化」が推進され、子を殺めた親の減刑を求める嘆願書まで寄せられた……これに抵抗したのが「青い芝の会」です。ただしこの時「青い芝の会」は、親を糾弾するのではなく、親をして子を殺めさせた社会にこそ問題があると主張しました。脱家族化は、自己責任に束縛された家族を解放する側面もありますが、当事者から自由を奪う施設化のリスクも秘めていた。ですから当事者と家族の連帯を実現するには、脱家族、脱施設、地域移行の三点セットが不可欠です。

変革の序曲——忖度と包摂の外部へ

大嶋　それにしても、いつから私たちの社会はこんなにも怒ることが許されなくなったのでしょう？　たとえ公正を訴える義憤であっても忌避される空気を日々感じています。

熊谷　暴れてはいけないし怒ってもいけないとい

う無言のプレッシャーを日々感じますね。通常学級から「やんちゃな子ども」が一人また一人と見えなくなる状況も、怒れない社会の空気とパラレルといえます。子どもが減少する一方で、特別支援学校や特別支援学級は増加しています。この傾向から、インクルージョン（包摂）は声高に主張されているものの、実際に進んでいるのは分断ではないかとさえ思えてきます。しかもこの分断が、たとえば発達障害という診断カテゴリーによって正当化されていく。社会全体に蔓延する「アドヴァンスト・リベラリズム」の空気は、学校にも浸透しつつあるのではないでしょうか。

大嶋　社会全体が窒息しそうな閉塞感に覆われているわけですね。

熊谷　この閉塞感は、社会の誰もが「狭い表現」に追い込まれた結果にも見えます。ダイバーシティやインクルージョンという言葉は躍るけれど、多様性を失いつつある表現とのギャップは苛烈なものがあります。だからこそ、倉田めばさんが実践する「表現」とそのナラティヴが強く訴えかけてくる[2][3]［注2］。

大嶋　あらゆる表現はサンクチュアリ（聖域）だったはずですが、小文字の政治における表現の自主規制は他者にも派生しています。コロナ禍において、音楽が止まり、演劇がなくなり、映画に行けなくなった経験が、この規制を加速させたのかもしれません。

熊谷　表現の萎縮は確実に日常生活を消耗させていますよね。

大嶋　リカバリーが運営する通所施設に「よのな科」というプロジェクトがあります。そこでは現在の社会で起こっていることをメンバーと一緒に学んでいます。メンバーは普段あまりニュースを見ないんですね。なぜかというと、一つにはフラッシュバックが起こるから。もう一つは、自分は社会から疎外され生きてきたと感じるメンバーたちにとって、今さら社会で何が起こっているかを知ったところで変わらないという諦めがあるからです。しかしプロジェクトでは、「自分のせいだと思っている困難の多くは、社会の構造的なひずみによって引き起こされている。だからその仕組みは知っておいたほうが生きるのは楽になる」と伝え、できるだけ平易な言葉で紹介し、みんなの体験と照らし合わせています。

表現の萎縮は専門職も例外ではありません。サービスの利用者がある問題に対して、その原因が自分にあるのか社会にあるのかわからずに苦しんでいたら、専門職（ソーシャルワーカー）は、社会変革の触媒となるソーシャルアクションも含めて、利用者をサポートする必要があります。ところがケアの最前線になればなるほど、社会構造への違和を感じ取ってはいるけれど所属機関との対立を恐れ、いわば「忖度」によって声をあげられずに葛藤する専門職は多くなる。そして、そのまま燃え尽きてしまう専門職も少数ではない……。

熊谷　ある種の閉塞感が専門職の世界にも漂っているわけですね。社会変革は大変なエネルギーや時間を要するものですから、私は最近、当事者という強力なエンジンがなければ、社会変革は不可能ではないかと思うこともあります。

大嶋　当事者研究を通じて当事者の「声」を聴き取っている熊谷さんならではの貴重な言葉です。

聴き取られなかった言葉
——連帯とエンパワメント

大嶋　一方で、みずからの「当事者性」に到達すること自体が何重にも妨げられ、「当事者になる」ことの難しさもありますね。専門職に求められるのは、その困難を乗り越えるサポートではないかと思っているんです。当事者をケアしつつ「あなたに何が起こっているのか」ということについて、多角的な視点も提示しながら、個人が引き受ける部分と、そうでないものを腑分けしていくことに付き合っていく――。

熊谷　マイノリティとしてぽつんと生まれ、周りを見渡したら自分と同じ経験をしている人がいない世界に放り出され、それでも生き延びようと資源をかき集めて日々を生きていかざるをえないのが当事者です。当事者の頭は、どうすれば社会に適応してサバイブできるかということで埋め尽くされ、社会変革など思いもよらないことも理解できます。実際、脳性まひをもって生まれた私自身が、物心ついた頃からずっとそうでしたから。

その後、脳性まひという障害を抱えながら生きる中で、書物や言葉を通して、同じ障害をもつ先輩に出会っていきます。自分と同じ障害をもつ人が地域で暮らしていたことを、実在する先輩の身体や、先行く先輩が遺した言葉を通して確認していくわけです。そこでようやく社会適応とサバイバルのことで埋め尽くされていた頭が解放され、「この社会はどこかおかしい」と感じられるようになる。一番重要なエビデンスは、実在する先輩の姿なんですね。

こうして「当事者になる」ためには、「あなたが求めてきた場所はすでにある」と外部に連れ出してもらう必要があります。当事者は孤立しているから、専門職など他者のサポートも欠かせません。その一翼を担っている大嶋さんの実践は、まさに当事者のエンパワメントですよね。

大嶋　リカバリーを立ち上げて二十年が経過し、深く重いトラウマを抱える人と出会ってきたつもりでしたが、女子刑務所における「依存症回復支援センター」にかかわるようになって、自分が見えていなかった現実に気づかされました。刑務所内の女性たちは、薬物使用の背景にある深いトラウマに、受刑というスティグマも加わっていて、その孤立には想像を絶するものがあります。

たしかに、トラウマサバイバーの物語は以前と随分変わってきました。かつては、いつまでも過去に縛りつけられていても仕方ないと言われたものですが、今では、トラウマティックな出来事を経験してもなお生き続け、しかもよりよく生きようとしている人たち（ポスト・トラウマティック・グロース：心的外傷後成長）といわれるようになっています。一九九五年の阪神・淡路大震災などの自然災害、事故やDVについての当事者の声が聴き取られ、ナラティヴが集積されていったこと、そしてジュディス・ハーマンの『心的外傷と回復』[4]の日本語訳が刊行されたことは大きな転換点でした。さまざまな要因が重なった結果、トラウマと共に生きる人への眼差しも変わっていった。そして今、トラウマを抱えた人へのバッシングはかつてほど強くなくなり、性被害女性当事者によるフラワーデモの動きも始まっています。

当事者の声が聴き取られること、そしてナラティヴが集積されることは、とても大きな意味をもっていました。ですが、受刑体験をもつ人のナラティヴは今のところ多くは存在しない。このような聴き取られることも書き残されることもなかった声は、世界に多く残されているのではないでしょうか。

〈声〉を掬う――認識的不正義と解釈的周縁化

熊谷　先ほどの発言に関連して、最近になって知った「認識的不正義（epistemic injustice）」という概念のことを考えていました。ミランダ・フリッカーによれば、「認識的不正義」は「証言的不正義（testimonial injustice）」と「解釈的不正義（hermeneutical injustice）」の二つが組み合わさったもので、「証言的不正義」は、自分を語る言葉はあるけれど適切に取り合ってもらえないという不正義、「解釈的不正義」は、自分の経験や思いを表す表現や、ナラティヴがないがゆえに割を食うという不正義のことです(5)。より具体的にいえば後者は、たとえば「産後うつ」や「セクシュアルハラスメント」という言葉が存在していなかった時代に蒙った不正義を指します。これは過去だけでなく未来にも投影可能で、人類の間には表現が存在しない経験があるわけですから、原理的に「解釈的不正義」は無数に存在します。逆にいえば表現には、いまだ照射されていない問題や困難を存在せしめる力があります。「その経験はたしかにあなたの身に起きた」と表現されることによって初めて、本人は問題の所在と内実を自覚でき、周りの人たちもその問題を認識できるわけです。

しかしながら今は、その水準に達するほど表現がバリアフリー化されていません。世に流通している表現は、建物が一部の人に適合するように建設されているのと同様、一部の人だけに適合するようにカスタマイズされ、蓄積された表現のリソース自体も一部の人だけに最適化されています。新しい表現を産み出すことによって「解釈的不正義」を是正できてこそ社会変革にも着手できるのですが、逆にいえば、そうしたアクションを始める以前に、当事者の多くはそのスタート地点にさえ達していない。つまり当事者は、表現のフロンティアを耕さなくてはならない宿命を背負っているわけですね。

突き詰めると政治とは限られた資源を分配する営為ですが、ミランダ・フリッカーは、それ以前に「信頼の分配」が是正されていないのではないかと問いかけます。つまり、一部の人の発言は信頼されるが、一部の人の表現はまったく信頼されない、というわけです。財やサービスといった資源の分配もさることながら、「信頼の分配」の不正義が現実に蔓延していることは無視できません。倉田めばさんは、かねてより、自助グループの中に中心と周縁が発生して入れ子構造になっていると述べてきました。(6) 集団の中心にいる人は自分の経験を解釈してくれるナラティヴをもっているけれど、周縁にいる人は自分の経験を表現するナラティヴ——言葉以外も含めた表現方法——をもっていない……これはまさにミランダ・フリッカーの言う「解釈的周縁化」です。

社会の中でも当事者グループの中でも、このような入れ子構造と「解釈的周縁化」は至るところで起こっています。大文字の政治も小文字の政治も、ある意味では表現の舞台ですから、そこに認識的不正義が浸食してくる可能性があります。「ここで対話してください」「討議してください」と言われても、表現方法をもたないか、もっていても信頼されない当事者は多い。ですから、そもそも表現の舞台が十分にインクルーシブか否かということから考えなければ、対話自体が始まりようもない。

大嶋　この土壌を耕して、当事者たちの声を掬い、言葉を積み重ねていく……援助職にとってはこのような仕事がますます重要になってくるでしょうね。主宰する法人や女子刑務所の仕事は、私に託された使命のようなものだと思っています。女子刑務所の世界には独特の原理原則があって、彼女たちのナラティヴは集積されておらず、参照できる他のリソースも見つからず、共有された経験も見出せない。ですが、仮に一ミリでも先へ進めるものならそこに賭けてみたいですし、それだけの意義がある仕事だと思っているんです。

「表現」と共に——忘却された経験

大嶋　私も参加した樋口直美さん、鈴木大介さんとの座談会で、(7) 自身の経験がそもそも聴き取られてこなかったと、お二人は率直に述べていました。樋口さんの場合、レビー小体型認知症と診断された瞬間に、文字通り自分の言葉は何も聴かれなくなり、家族の言葉だけが聴かれるようになった経験をされています。鈴木さんは高次脳機能障害の受傷後、言語障害もあってうまく話せない体感があったにもかかわらず、援助者から「ちゃんと話せていますよ」と言われる経験をされている。鈴木さんとしては、受傷前の語り方や言語の組み立て方が失われて、うまく語れていない感覚があるのに、その「不自由さ」の主観的な認識を受け取ってもらえなかったわけです。

熊谷　身を焼かれるような経験ですね。ここにも聴き取られなかった声があり、表現のフロンティアが拡がっている。

大嶋　お二人からうかがった事実に直面して、私はすっかり打ちのめされてしまったのですが、なぜ自分がこんなにも打ちのめされているのかをうまく説明できずにいます……。

熊谷　そうですね……あえて言葉にするなら、広大な不正義の領域が目の前に見えてしまった衝撃、でしょうか。コロナ禍における経験と同様、いまだ言語化されていない経験が大量に眠っているのでしょうね。コロナ禍によって世の中は劇的に変わりました。個人は変わらなくても社会が変わると、言葉のない経験、名状しがたい経験は一気に増えていきます。そしてそこに終わりは見えない。だからこそ、この認識的不正義を批判的に検討し、書き残して集積し、そして発信していくことは、不正義に気づいた者の使命なのかもしれません。

大嶋　私たち自身が生きる時代には届かなくても、聞き書きしたエピソードとナラティヴを書き記しておくことで、目にとめて読んでくれる人がいつか現れるかもしれないですね。場合によっては後世の解釈に委ねられていくことも……。

熊谷　そのための表現形式として、文字はもちろん変わらず重要ですが、画像や映像など文字では表現できない表現方法も増えています。

大嶋　坂上香さんの監督作品「プリズン・サーク

ル」［注3］では、砂絵の表現が重要な位置づけを与えられていました。もともとは、回復共同体プログラムに参加する受刑者が顔を出せないというハンディキャップを逆手に取った、プログラム参加者の過去のエピソードを表現する手段でしたが、過去の出来事とその記憶が次々に表象される様子が、かき消されていく砂絵で表現されていて、それがなんとも切なくて……砂絵という手法とドキュメンタリー・フィルムが出会う絶妙なコラボレーションでした。

熊谷　ええ、とても印象的でした。記憶とはあのようにできているのかとも思いました。現在、メディアは露悪的な表現とピュアな表現に二極化しているようにも見えます。ですが、「プリズン・サークル」が多方面で評価を受けていることからも、社会における矛盾や不正義を表す強度をもった表現が、かつてなく求められているのではないでしょうか。

ケアの倫理と公共圏の問い

大嶋　大文字の政治と小文字の政治の分断と再編というテーマに始まり、聴き取られなかった声、認識的不正義という概念、名づけられることのなかった経験の表現について、熊谷さんと対話を続けてきました。ここまでの議論は、角度を変えてケアがどこにおいてなされるのかという点から考えると、「公共圏／親密圏」という概念にもかかわってきます。

公共圏という概念は制度や政策など大文字の政治にかかわり、反対に親密圏にかかわるのは小文字の政治、小規模コミュニティや家族関係における営為です。改めて考えてみると、ケアは親密圏に過重に偏ってはいないかという懸念もあります。コロナ禍の出来事でいえば、コロナ陽性になっても、医療が逼迫して重症の判断を受けることは難しく、かといって自治体からの補助もなく、自助で闘病生活を送るしかない……公共圏に対するある種の〝諦め〟が漂っているようにさえ思います。

ですが、もしかしたらこの構造は、ずっと以前からあったものかもしれません。障害をもつ子どものケアは親密圏に押し込まれ、必死に支えてきたのは主に母親（女性）です。そして障害をもつ子どものケアに注力すればするほど、母親（女性）は発言権を失い、ケアの現状が公共圏にますます届かなくなる。この悪循環は母親（女性）だけでなく障害をもつ子どもをも追い詰めていく。だから、先ほど熊谷さんがおっしゃったように、障害をもつ当事者が「これでは生きられない」と声を発して、みずから突破していくしかなかった。この突破が公共圏に届いて制度・政策は整備されたけれど、実際にそれらのサービスを利用する時に「忖度」や「自主規制」が求められるようになっている……これまで語り尽くされた過去に、再び引き戻されるような事態が現在進行しているわけです。これは親密圏が公共圏を浸食していると捉えるべきなのでしょうか。

このような状況の中で、ケアを中心に据えた政治というジョアン・トロントのアイデアを、私は高く評価しています[8]。ただ、トロント自身も認めているように、ケアの政治学というコンセプトはケアする側から見た政治であるという制約もあります。上野千鶴子さんが『ケアの社会学』[9]で提示した「四つのケアの権利」——ケアする権利、ケアされる権利、ケアすることを強制されない権利、ケアされることを強制されない権利——のうち、「ケアされることを強制されない権利」を改めて注視する必要がありますね。

熊谷 トロントのケア論にケアラーの倫理という制約があるとすれば、声が奪われた領域はいまだ広大に拡がっていることになります。ただ、ここまでの対話の中で印象的だったのは、親密圏を問いなおすことを考えるのではなく、だからこそ公共圏を問いなおそうとする大嶋さんの姿勢です。親密圏は公共圏の変容に付随してさまざまな問題が起こりかねない領域で、ケアの問いも個人による自助の問題へと容易に引きずり込まれかねない危うさがあります。

大嶋　たしかに、問題のしわ寄せはつねに親密圏に集約されてきました。ですが、単にしわ寄せされた問題を並べ立てるだけでは、結局、問題をすべて親密圏で引き受けざるを得なくなる。むしろ強く照射すべきは、あらゆる問題が親密圏に追い込まれていく構造そのものだと私は考えています。そして私たちがなすべきは、それぞれの臨床やケアのフィールドで、いまだ聴き取られていない声を聴くこと、そして解明されていない認識的不正義を拾い集めることだと思います。

熊谷　『人間の条件』において「公」と「私」を論じたハンナ・アーレントは、近代以降の社会の勃興によって、公的領域と私的領域が共に衰退していると考えていた節があります。誰もが利害関係だけで公的領域を運営していく情勢を危惧していたわけです［注4］。この状況はわれわれが生きている現在も例外ではなく、むしろここにきて極まっている様子も感じられます。大文字の政治という公共圏は底が抜け、誰もが寄る辺を探して混迷している。だからこそ車いすユーザーの移動の自由といった基本的権利の行使でさえ、「権利を行使するにしても言い方に問題がある」「事前の配慮が足りない」といったトーンポリシングに還元されてしまう。

大嶋　車いすユーザーの主張がどのような権利に該当しているのか、それがどう社会実装されていくべきか、というところにはまったく焦点が当たらないわけですね。

熊谷　そうですね。この種の危機感を真っ先に述べたのがジョアン・トロントでした。キャロル・

ギリガンは『もうひとつの声』(10)において、倫理には「公」と「私」の二つがあるとして、「私」の倫理を見直そうと訴えるにとどまったのに対し、トロントは、「私」の倫理を「公」において実装しなくてはならないと述べています。それは決して、サービスを規定・提供する公共圏に感謝を述べるというように、「公」を親密圏化することではありません。気遣い・配慮(care)という意味での限定されたケアが公共圏を覆い尽くしかねない現在、互いにケアを提供するというケアの倫理が公的領域で実装される方向を模索するだけでなく、人類が長い歴史の中で大文字の政治において到達した人権や権利と結びつけなくてはならないはずです。

大嶋 おっしゃる通り、ケアによって失われた諸権利の保障が先決ですね。そして、誰も強いられることなくケアを受けること、誰も諦めることなく自分の生を生きられることが、大文字の政治における制度の枠組みの中で保障されなくてはならない。ケアラーを思いやる優しさといったことは、切り分けて考えるべきです。

熊谷 これまでにも重要な概念が何度も収奪されてきたように、「ケアの倫理」という概念も、「公共圏でも思いやりと感謝の気持ちは大事である」と誤読されかねません。この誤読の恐怖が、今まさに現実のものとなって迫ってきている。

来たるべきケアへ

大嶋 ちなみに現在、「ケアの倫理」をめぐる議論は、どのような領域で活発に議論されているのでしょうか?

熊谷 高齢者福祉と障害者福祉の領域ではホットなトピックスです。高齢者福祉はリスク管理、障害者福祉は人権をベースにしています。その点で高齢者福祉は車の車検と同様、足腰が使えなくなることを大きなリスクとして捉え、保険でリスクに対応しようというのが基本的発想です。いわば予防的介護が基本スタンスで、福祉サービスの内容も「できること／できないこと」によって境界が設定されます。一方、障害者福祉には、健常者ができることはすべて保障されるべきとする〝北極星〟があって、それに向けて論理が組み立てられています。

ですが、発想からして異なる障害者福祉は、何度となく高齢者福祉に統合される危機に瀕してきました。そして今、区市町村レベルでは統合を禁止する通達が出され、「共生型サービス」では六五歳を超えても障害者福祉が利用できると定めてはいるのですが、今後どうなるのかは未知数です。障害をもって生きている者からすると、障害者福祉サービスが高齢者福祉に統合されるのではないかという恐怖はつねにあります。

大嶋　障害者福祉と高齢者福祉の根本的なマインドの違いから伝えていかなくてはならないわけですね。

熊谷　たとえば今は男性であっても家事をする時代ですから、男性障害者がヘルパーに家事も担当してもらいたいというニーズをもつのは当然ですが、「これは同居家族のサポートではないか」と言われることもあって……権利と理念は運用において重要なファクターです。

大嶋　三十分といった時間でサービスが寸断され、トータルな生活のケアになっていない可能性もありますね。ケアする相手の暮らしをどのように見立て、とくにどの部分を充実させてＱＯＬを向上させていくのかを考えるには、対話によって聴き取ったニーズから最優先課題をアセスメントしていく必要があるはずです。

熊谷　ケアはリスクと背中合わせであるという捉え方が、ある種の「枷」になっている可能性も否定できません。

大嶋　状況を好転させるには、公共圏を復権させ、根本理念に立ち返って制度設計を組み立てなおすことが急務ですね。そして改めてケアというものを、この社会では誰もが当然利用できる権利があって、利用することに何の恥じらいも覚える必要がないものと捉える土壌を築く必要もあります。

熊谷　私の身近にいた身体障害の先輩たちは、ケアというものをドライに捉えることを大事にしてきました。ケアがウエットな質感を帯びると、ケアラーにハンドルを握られることにもなって、ちょっと怖くなるんですね……。

大嶋　その感覚はわかる気がします。自分がケアを必要とするようになった時、家族に全面的に依存することは避けたいし、迷惑をかけて申し訳ないとも思いたくないですし……。

熊谷　「ケアの倫理」をめぐる議論にはややウエットな質感を覚えるところがあって、ケアを提供される当事者の視点からは危惧される部分です。当事者としては、「もっとさらっと軽やかにお願いします」と思ってしまいます（笑）。上野千鶴子さんの言葉を借りれば「ケアされることを強制されない権利」「ケアを受けない自由」にかかわるポイントです。障害者運動の先輩である中西正司さんから、以前こんな話を聞いたことがあります。ケアが無償（ボランティア）だった頃は、日々交替する介助者にとっては週一回の麻雀に、中西さん自身が毎日付き合わなければならなかった。無償でケアを受けるための「駆け引き」であり、文字通り生存がかかっている「切迫感」も伝わってくるエピソードです。

その後、ケアが有償化されてドライになり、気が楽になったことはたしかです。その反面、介助者がどのような気持ちでケアを提供しているのかわからなくなり、突然ケアをやめてしまうのではないかと気を遣い始めた側面もゼロではありません。ケアを受けるという経験は、恐怖を伴います。

私自身、いまだにその恐怖から解放されていません。しかしながらそれを乗り越えて、どのように安全にケアを受けられるようにするのか……公共圏と親密圏の汽水域における、「日々の実践と戦略」が求められています。

大嶋　大変実感のこもったお話ですね……ケアというものは、相談とも切り離せないのかもしれません。女子刑務所内のプログラムでは、相談することや助けを求めることは思ったほど大事《おおごと》ではないと伝え、出所後の相談の方法も取り上げています。究極的には「相談があるんですけど、時間はいつ空いていますか?」なんて言わなくてもいい。相談したいというニーズを発信できること自体が重要であって、相談したからといって相手にコントロールされるわけではないことも伝えたい。「困っている」「助けてほしい」と伝える声が聞き届けられた時、ケアというものは、すでに始まっているのかもしれません。

［注1］アドヴァンスト・リベラリズム（advanced liberalism）においては、「『市場』において競争的自由を行使するアントレプレナー的／消費的主体、という新自由主義にとっての合理的個人像が、〝コミュニティに対して責任を負うアクティヴで倫理的な生き物〟という『第三の道』やニューレイバーにおいて合理的とされる市民像によって強化／充足されるという側面が存在する」。アドヴァンスト・リベラリズムにおいて要請される主体像は「新しい慎慮主義（new prudentialism）」とも呼ばれ、「市場において自らの責任で消費的選択の自由を行使し、それに付随するリスク回避の（成功／失敗に関する）倫理的責任を個人的なものとして慎み深く引き受けること、そして、そうした振舞いを合理的なものとみなすこと」を特徴とする。(1)

［注2］倉田めばによる「表現」の多義性については以下を参照のこと――「そもそも、回復とは表現であると思う。／私にとって、薬物や自傷に替わる表現である。／アディクションというのは、言葉にでき

ない傷を指し示す行為だ。アディクションという行為がとまったからといって、傷を全て言葉にできるようになったわけではない。言葉にできないまま、アディクションに替わって、傷がそこにあることを、感じさせる表現――パフォーマンス・アートと十一年前に出会った。／アートでなければ、自然にコップからあふれ出てこないものがあった。アディクションのフィールドでの定義からはみ出すものや、慣用句では説明できないことをポエトリーリーディングで表現したり、言語化できないことを、アクション・ポエトリー（パフォーマンス）として表現してきた気がする」[2]。

［注3］坂上香監督「プリズン・サークル」は、官民協働刑務所「島根あさひ社会復帰促進センター」を舞台に、受刑者同士の対話をベースに犯罪を語りながら更生を探る「TC（Therapeutic Community：回復共同体）」プログラムを撮影したドキュメンタリー作品。長期撮影によって繊細なプロセスを見届けたドキュメントは、『プリズン・サークル』[11]でも記述されている。

［注4］アーレントは「社会」を次のように定義する。「社会というものは、いつでも、その成員がたった一つの意見と一つの利害しかもたないような、単一の巨大家族の成員であるかのように振舞うよう要求する［…］古代人が家族の組織的仕組みであると述べていた一人支配《ワンマン・ルール》は、社会においては、一種の無人支配《ノーマン・ルール》に変貌する。［…］統治の最も社会的な形式は官僚制である。したがって、慈悲深い専制主義と絶対主義における一人支配が国民国家の最初の段階だとすれば、官僚制はその最後の統治段階である」[12]。さらに社会と公／私との関係については次のように述べている。「社会が勃興したために、同時に、公的領域と私的領域が衰退した。公的な共通世界が消滅したことは、孤独な大衆人を形成するうえで決定的な要素となり、近代のイデオロギー的大衆運動の無世界的メンタリティを形成するという危険な役割を果たした。しかし公的な共通世界が消滅した結果、それ以上にはっきりしていることは、世界の中で私的に所有された分け前が失われたということである」[12]。

文献

(1)平井秀幸『刑務所処遇の社会学—認知行動療法・新自由主義的規律・統治性』世織書房、二〇一五年

(2)倉田めば「シラフでクレージーになるために—表現としての回復」『臨床心理学』二一巻、二〇二一年、四五七—四六〇頁

(3)赤坂真理、倉田めば「表現の中で安全に壊れること—回復に殺されないために」『精神看護』二五巻、二〇二二年、三七二—三九一頁

(4)ジュディス・L・ハーマン(中井久夫訳)『心的外傷と回復』みすず書房、一九九六年(増補新版:中井久夫、阿部大樹訳、二〇二三年)

(5)ミランダ・フリッカー(佐藤邦政監訳、飯塚理恵訳)『認識的不正義—権力は知ることの倫理にどのようにかかわるのか』勁草書房、二〇二三年

(6)倉田めば「グループをつなぐ—縦の系譜と横のつながり」熊谷晋一郎責任編集『当事者研究をはじめよう』(『臨床心理学』増刊一一号)二〇一九年、五四—五七頁

(7)鈴木大介、樋口直美、大嶋栄子「座談会　循環するケア」『臨床心理学』二二巻、二〇二二年、七二一—七三一頁

(8)ジョアン・C・トロント(岡野八代訳・著)『ケアするのは誰か?—新しい民主主義のかたちへ』白澤社、二〇二〇年

(9)上野千鶴子『ケアの社会学—当事者主権の福祉社会へ』太田出版、二〇一一年

(10)キャロル・ギリガン(岩男寿美子監訳)『もうひとつの声—男女の道徳観のちがいと女性のアイデンティティ』川島書店、一九八六年

(11)坂上香『プリズン・サークル』岩波書店、二〇二二年

(12)ハンナ・アレント(志水速雄訳)『人間の条件』ちくま学芸文庫、一九九四年

おわりに——傷と共に生きる

女子刑務所のプロジェクトを受託すると決まった時、いろいろな意味で記録に残しておかなくてはいけないと考えた。もちろん塀の中の記録はそれとして残るが、実施者としてかかわった側から見えたことを書き残しておく必要を感じた。発表の場を探していた時、『こころの科学』での連載の話がもちあがり、二年間の連載を経て、このたびこのようなかたちで一冊の本にまとめられることになった。

これまで女性の依存症について長くフィールドワークを続け多くの傷と向き合ってきたが、女子刑務所で出会った人たちの抱える傷の深さには言葉を失うことが多い。世界に対する不信感と猜疑心。大げさに聞こえるかもしれないが、あらゆる社会の仕組みから弾き出されていると感じながら生きざるを得ない時、人はこうして頑なさと、分かち合うことの難しい哀しみを抱えるのだと感じる。だから同じ体験を有する者同士は、どんなに周囲がそれを制止しても塀の外ですぐにつながる。安心して自分のままでいられる場所などないと、その事実が物語る。

一方、連載がスタートしたのは、新型コロナウイルス感染症が社会の仕組みを大きく変えた時期と重なる。それ自体は過去のものになりつつあるが、この三年あまりで生み出された新たな傷は今、思わぬかたちで女性たちの生活に影を落としている。その一つが、若年女性の合法薬物(市販薬・処方薬)の過量服薬、常用量依存という問題系だ。「死にたい、消えたい」という言葉は、このままでは生きられない、生きていたくないという気持ちの表出として、クスリのまとめ飲みや常用量依存という状態で表される。オンラインがデフォルトになった環境で新たな自己嫌悪や自己否定が生み出される構図に、こちらもまだ有効な手立てを見出せずにいる。一つだけわかっているのは、そこには身体――生身のからだが欠けているということだ。彼女たちは自分の身体感覚をどこかに置き忘れ、感じることをさまざまに回避するために、ちょっとした瞬間でも生々しさに出会うとその反動が大きい。

いずれにせよ傷を無視し忘却を決め込んでも、それらは暮らしの中にまったく別の顔をしてやってくる。傷は本人を揺さぶり、挑発して、どう反応するのか試すように何度も訪れる。女子刑務所のプロジェクトで出会った人たち、そして地域で精神的不調や薬物の過剰摂取などのためにどこにも居場所を見つけられない女性たちの生活を見ていて思うのは、傷をひどく怖れている、そのことすら感じようとしないという現実だ。何が起こっているのか尋ねても、「わからない」というフィードバックが多い。

これ以上彼女たちが新しい傷を呼び込まないで生きられるよう、私にできることはあるのか。

本書に収められた論考では、女子刑務所での仕事と、社会の中で居場所を求めながら見つけられない女性たちが引き起こすさまざまな生きづらさに応答しようとする仕事を縦糸と横糸にしながら、その時々の発見と考察を綴った。一見するとまったく異なる様相のようで、それらは途中から見事に重なりを見せる。「傷と共に生きられるのか」という問いかけとともに。

私にはその問いに対する明確な答えはない。たしかなのは、彼女たちの、自分はこの世界から存在を必要とされていないという強い確信を前にできるのは、本当に些細でありふれたことでしかないということだ。だから継続が重要になる。そして傷と共に生きる彼女たちをひとりぼっちにしないこと、誰かが必ず彼女たちの傷に気づき、彼女たちがその傷について語り始める際にはその語りに耳を傾けることだ。その意味で彼女たちを見ている人は、いろいろな場にいる必要がある。住む場所を変えても、仕事をしていてもしていなくても、活躍していても塞ぎ込んでいても、複数の人たちが彼女たちの傷を感じながら、その傷を生きている彼女たちと共に生きるのだ。彼女たちの傷を忘れないでいること、それはたしかに私にもできることだ。

改めて、傷と共に生きる彼女たちからこぼれ落ちる言葉を、これからも記憶し、書き留めていきたいと思う。

本書の執筆にあたり、多くの人たちに支えてもらった。まずリカバリーの支援を利用してくれた多くの女性たち、女子刑務所プロジェクトで出会ったセンター生たちは、私の共同研究者である。彼女たちが引き起こす〝待ったなしのトラブル〟こそ、私をいつも学びへと向かわせ、困難に対して〝やる気スイッチ〟を発動させてくれた。これからも死なないでいてね、ありがとう。

そして苦しい時にいつも話を聞いてくれた「おしゃべりズーム会」のメンバーたちへ。月に一度の定例会では、それぞれの仕事で起こる出来事やプライベートな困難など、すべてを分かち合ってきた。定期的に実施するのが難しい時でも、全員がなんとか時間をやりくりする姿勢でコロナ禍を潜り抜け、おしゃべり会は現在も継続中だ。いつも支えてくれてありがとうございます。

編集の木谷陽平さんには、連載のスタートから本書の刊行までお世話になった。フィールドで起こっている出来事と一緒に疾走している私を、いつもハラハラしながら見守ってくれた。一冊の本にする過程で、お互いの考えや違和感をちゃんと言葉にしてぶつけ合うことができて嬉しかったです。

最後に、本書を手に取ってくれたあなたへ、ありがとう。

前著『生き延びるためのアディクション』から、ずいぶん時間が経ってしまった。私がこの仕事を続けていけるのは、なかなか変わらない社会の仕組みや、弱い立場に追いやられる人たちが相変わらず厳しい暮らしをしている現実を目にするたびに、この状況をなんとかしたいと感じるからだ。自分の力などちっぽけなものだと十分わかっているが、私ができるのは、困難を抱える人たちと付き合うこと、そしてそこで起こっていることを広く社会に知らせることだ。私たちの社会には、まだ多くの人に知られることのない課題がある中で、本書で取り上げたような困難に関心をもってくださったことに感謝したい。そして援助者のみなさんにとっても、本書が困難を抱える人たちと付き合っていく際の、何らかのヒントになることを願っている。

二〇二四年晩秋　大嶋栄子

初出一覧

本書は『こころの科学』217-228号連載「逆境からのリカバリー――「暮らす」「生きる」を支援する」に加筆修正を施したものを中心に、以下の既発表論文等をあわせて構成した。

プロローグ	書き下ろし
第1章	「愛を乞う人―グループホームの実践から」『こころの科学』216号、2021年、75-79頁
第6章	書き下ろし
第7章	「居場所をめぐる問い」大嶋栄子、信田さよ子編『あたらしいジェンダースタディーズ―転換期を読み解く』(『臨床心理学』増刊15号) 2023年、2-8頁
第8章	「愛を期待はしない―ケアとジェンダーの視点から」『臨床心理学』24巻、2024年、75-79頁
counterpoint	書き下ろし
第17章	書き下ろし
対　談	熊谷晋一郎、大嶋栄子「座談会 ケアの倫理と公共圏の問い」『臨床心理学』22巻、2022年、670-679頁

著者————

大嶋栄子（おおしま・えいこ）

NPO法人リカバリー代表。国立精神・神経医療研究センター精神保健研究所客員研究員。北星学園大学大学院社会福祉学研究科博士後期課程満期単位取得退学。博士（社会福祉学）。精神科ソーシャルワーカーを経て、2002年、さまざまな被害体験を背景にもつ女性の支援を行う「それいゆ」を立ち上げる。2004年、NPO法人リカバリーとして認証され、現在3ヵ所の事業所を運営。フェミニスト・ソーシャルワークについて実践と研究を行っている。著書に『生き延びるためのアディクション―嵐の後を生きる「彼女たち」へのソーシャルワーク』（金剛出版）、『その後の不自由―「嵐」のあとを生きる人たち』（共著、医学書院）、『ジェンダーからソーシャルワークを問う』（共編、ヘウレーカ）などがある。

傷《きず》はそこにある——交差《こうさ》する逆境《ぎゃっきょう》・横断《おうだん》するケア

2024年12月25日　第1版第1刷発行

著　者——大嶋栄子

発行所——株式会社 日本評論社
〒170-8474　東京都豊島区南大塚3-12-4
電話 03-3987-8621（販売）-8598（編集）振替 00100-3-16

印刷所——港北メディアサービス

製本所——難波製本

装　幀——森　裕昌（森デザイン室）

カバー写真——倉田めば

ISBN 978-4-535-98540-7　Printed in Japan